医者はジェネリックを飲まない

志賀 貢

GENTOSHA

JN193920

はじめに

国は、2017年6月の閣議で「**2020年9月を目標に、後発医薬品(ジェネリック)の使用割合を80%にする**」と決定しました。

その普及活動の影響もあるのでしょうか。近頃は患者さんをはじめ、知人友人などからよく「どんなジェネリックを飲んだらよいか?」という相談を受けることが多くなりました。

そうしたときには、最新の医学情報をもとに詳しく説明するようにしているのですが、私の話が終わると、最後に必ずと言っていいほど訊かれることがあります。

それは、「**先生もジェネリックを飲んでいますか**」という質問です。その問いに一瞬でも答えを口ごもろうものなら、じっとこちらの目を見つめる視線の中に疑惑の色が滲み出てきます。

この問いに対して、近頃、私の気持ちを代弁してくれているようなテレビ番組が放送されました（『主治医が見つかる診療所』テレビ東京、2019年6月20日放送）。

そこで取り上げられたのは50人の医師たちに行った「ジェネリックをオススメするかしないか」というアンケートの調査結果です。

回答を寄せた50人の医師たちのうち、**オススメすると答えた医師は、わずか13名**に過ぎませんでした。そして**オススメしないが12名、どちらともいえないが25名**であったことが明らかになりました。

つまり、回答を寄せた**医師の26％しか患者さんにジェネリックを勧めると答えていない**一方で、他の医師は否定的か、もしくは躊躇《ちゅうちょ》しているという現在の心境を、じつに明快に表している数字だと思われます。

おそらく私も回答を求められたら、患者さんにはお勧めできない、と答えたに違いないと思います。

ではなぜ、現場の医師たちは、ジェネリックではなく先発医薬品にこだわるのでしょうか。

それは、薬を飲むという行為は、命に直接関わる行為であることと、もうひとつは、しょせん薬は体にとって異物であって、飲まなくて済むのなら飲まないに越したことはないという根本的な気持ちが、医師の心を支配しているからだと思われます。

つまり、薬の効能と安全性に関しては、薬が生まれてからの長い歴史と、また実際に使われてきた臨床実績が大切なのです。

私のように、50年も聴診器を握っている者にとっては、長い間使い慣れた、しかも一度も副作用などで苦しんだことのない安全な薬を、患者さんや知人友人、それに自分の家族にも飲ませたいと思うのは当然のことだと思うのです。

また、少しでも薬の安全性に対する疑惑が生じると、医者自身もとてもその薬を飲む気持ちなど起きなくなってしまうものです。

この薬の安全性ということに関して、わずか1年前のことですが、我々医療関係者にとっては非常に衝撃的で、大きな不安に襲われる事件が起こりました。

多くの人が飲んでいる血圧を下げる薬、いわゆる降圧剤といわれている医薬品のジェネリックの一部に、発がん性物質が混入していることが明らかになったのです。

降圧剤は多くの薬の中でも、世界中でよく服用されている薬のひとつです。世界の高齢化が加速度的に進み、どこの国でもいわゆる生活習慣病の患者さんが増えて、高血圧や糖尿病の薬の利用率が非常に高まっているのです。

2016年のWHO（世界保健機関）の統計によると、世界の死因のトップは虚血性心疾患です。このことに関しては、第3章で詳しく説明しますが、日本ではがんで亡くなる人が圧倒的に多く、この統計を意外だと感じる人も多いかもしれません。

しかし、狭心症や心筋梗塞などのいわゆる虚血性心疾患が世界の最大の死因であるということは、まぎれもない事実なのです。したがって、そうした症状に深い関係を持つ血圧の薬、つまり降圧剤の使用に関しても世界的な関心が集まって当然です。

その世界で繁用されている降圧剤の一部から発がん性物質が検出されたことは、世界に大きなショックを与え、ヨーロッパや北米など22カ国がその対策に追われている状況が続いているのです。

本書ではジェネリックに関する最新のデータを集め、できるだけ客観的にジェネリックに医学的なメスを入れることを試みました。

ジェネリック元年ともいえる2020年に向かって、よくジェネリックを理解し、安心して使えるような状況になってほしいものだと思います。

もちろんジェネリックの中には、歴史的に見て素晴らしい医薬品も存在することを我々医師はよく承知しています。

そうした優れものの薬も、本書では十分に紹介してみました。

この先、薬を長く服用しなければならない方々のために、本書が少しでも役に立てば、著者としてこれほどの喜びはありません。

2019年9月

志賀 貢

医者はジェネリックを飲まない●目次

第2章 ジェネリックと先発医薬品はどこが違うか
有効成分が同じでも添加物・安定剤などが違う

第3章 ジェネリックでも効く薬はあるのか？
現役医師の採点

第4章 ジェネリック時代の混乱から身を守るために

知っておきたい医療現場の裏側

装丁　小松学（ZUGA）
DTP　美創
編集協力　アイ・ティィ・コム

第1章
医者はなぜジェネリックを飲まないのか

発がん性物質検出で医療現場は騒然

《理由》

1 世界を震撼させたジェネリックの発がん性物質

2018年7月、新聞などのメディアは、高血圧症の患者さんに処方されている**ジェネリック（後発医薬品）の一部から、発がん性物質N-ニトロソジメチルアミン（NDMA）が検出された**ことを報じました。

この高血圧症治療薬は一般名を「**バルサルタン**」といい、降圧剤としてよく治療に用いられているアンジオテンシンⅡ受容体拮抗薬のひとつです。

先発の高血圧症治療薬は、スイスの製薬会社が開発した薬でした。

バルサルタンは、**日本でも2014年頃から、その薬の後発医薬品として販売されるようになり、約1万9000人の患者さんに処方されていた**と推定されます。

発がん性物質の混入が初めて指摘されたのはヨーロッパで、そのニュースが流れるや否や、ヨーロッパでは直ちにこの薬の回収が始まりました。我が国でも同様に、新聞に報じられた製薬会社一社がわずかひと月余りで全ての該当製品を回収したといいます。

その後の調査で、発がん性物質は、薬の原料となる原薬に含まれていたことが明らかになりました。

この薬を製造している世界各国の製薬会社は、その原薬を作っている会社に対して直ちにリコールを行ったといいます。

影響を受けた国は22カ国に及ぶとも報じられています。

以前から、NDMAには発がん性があることが知られていました。動物実験では、細胞レベルで遺伝子突然変異、DNA鎖切断、染色体異常などが見られることがわかっています。

また、ラットなどに長期間、このNDMAを投与した場合、または高濃度のNDMAを与えた場合には、肝がん、白血病、リンパ腫、下垂体の腫瘍、甲状腺がんなど数多くの悪性新生物が発生することが確認されています。

このニュースが医療関係者や患者さんたちに対して、大きな衝撃を与えたことは疑う余地がありません。なぜなら、高齢化がグローバルなレベルで進んでいる昨今、高

日本における主な傷病の総患者数

平成29年10月（単位：千人）

主な傷病	総数	男	女
高血圧性疾患	9,937	4,313	5,643
歯肉炎及び歯周疾患	3,983	1,621	2,363
糖尿病	3,289	1,848	1,442
脂質異常症	2,205	639	1,565
う蝕	1,907	832	1,075
悪性新生物〈腫瘍〉	1,782	970	812
結腸及び直腸の悪性新生物〈腫瘍〉	288	164	124
乳房の悪性新生物〈腫瘍〉	232	3	229
胃の悪性新生物〈腫瘍〉	196	135	61
気管、気管支及び肺の悪性新生物〈腫瘍〉	169	102	67
肝及び肝内胆管の悪性新生物〈腫瘍〉	56	38	19
心疾患（高血圧性のものを除く）	1,732	963	775
気分[感情]障害（躁うつ病を含む）	1,276	495	781
喘息	1,117	509	607
脳血管疾患	1,115	556	558
統合失調症、統合失調症型障害及び妄想性障害	792	379	414
骨折	677	249	428
アルツハイマー病	562	150	412
慢性腎臓病	393	242	151
肝疾患	249	127	123
慢性閉塞性肺疾患	220	154	66
ウイルス性肝炎	156	75	81
血管性及び詳細不明の認知症	142	49	93
結核	18	8	10

注：総患者数は、表章単位ごとの平均診療間隔を用いて算出するため、男と女の合計が総数に合わない場合がある。

出典：厚生労働省

血圧症で悩んでいる人々が少なくないからです。

２０１７年厚生労働省調査によると、**日本の高血圧症患者は約9937000人いる**ことがわかっています。

男女比で見ると男性が約４３１万３０００人、女性はそれよりも約１３３万人多い約５６４万３０００人です。

その患者さんたちに処方されている降圧剤は相当な数量になるでしょう。

まして「バルサルタン」などのアンジオテンシンII受容体拮抗薬はかなりの患者さんが飲んでいるよく知られた薬でもありますから、こうしたニュースが広がると、自分の飲んでいる薬は大丈夫なのか？　と、かかりつけの医師や看護師たちに直接質問を投げかけてくることも少なくないのです。

これからますます増えていくであろう未来の患者さんにとっても、この発がん性物質の発見は非常に不安をかきたてるニュースになったことは間違いありません。

《理由》

2 アメリカで広がる発がん性物質パニック

バルサルタンは、アメリカでは数十年前から広く処方されていたようです。特に高血圧症や心不全などの治療薬として使用されていたといいますが、現在は米食品医薬品局（ＦＤＡ）の指導により、回収が積極的に進められています。

ＦＤＡを日本の官庁に直接当てはめるのは難しいのですが、厚生労働省、農林水産省、経済産業省などの各省の一部の業務を兼務している政府機関であって、特に医薬品と食の安全に関しては大きな権限を持っているところです。

そこが積極的に薬の回収に乗り出したわけですから、このジェネリックの騒動は鎮静化に向かうように見えました。

というのも**アメリカは、世界でも一番ジェネリックを使用している、いわばジェネリック王国**なのです。

世界各国のジェネリック使用率を調べてみると、いかにアメリカが突出して国民に

各国の後発医薬品の数量シェア

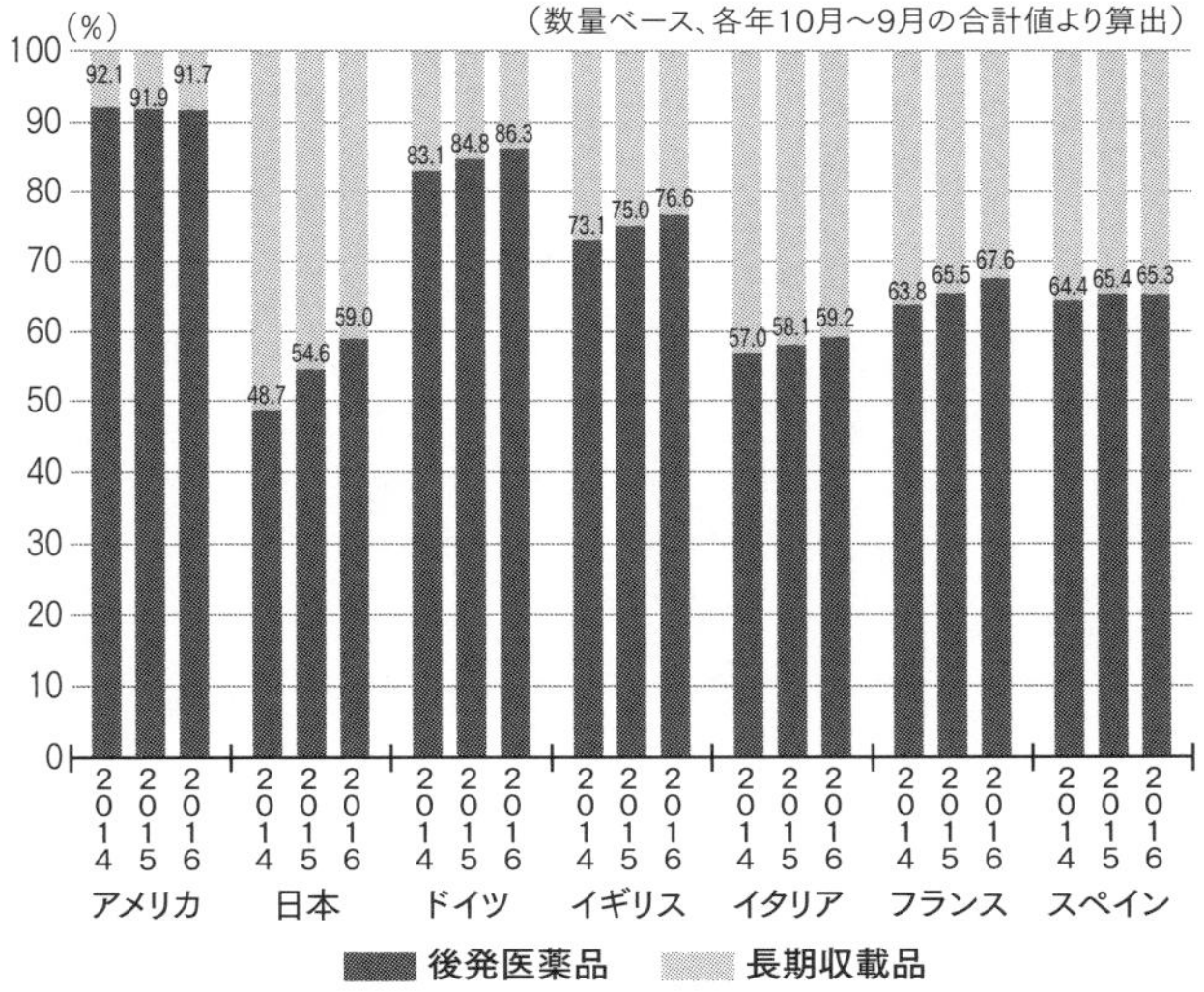

（数量ベース、各年10月～9月の合計値より算出）

出典：厚生労働省

広くジェネリック医薬品の服用を勧めてきたのかがよくわかります。

　厚生労働省の資料によると、**世界のジェネリック使用率は、アメリカ91・7%、ドイツ86・3%、イギリス76・6%、フランス67・6%、スペイン65・3%、イタリア59・2%、そして日本は59・0%です。**

　これは2016年のデータですが、この数値を見ても、いかにアメリカでジェネリックが普及しているかがよくわかります。

それだけに発がん性物質が検出されたショックは大きく、現在でもその余波は続いているようです。


ヨーロッパで発覚した2018年以降の、この発がん性物質に関するその後の状況を時系列でまとめたのが、23〜24ページの表です。

2018年9月25日に行われた「平成30年度第8回薬事・食品衛生審議会薬事分科会医薬品等安全対策部会安全対策調査会」で配布された資料2－3によれば、国内でこの発がん性物質を含む原薬を使用して製造している製剤は、回収対象となった製薬会社のバルサルタン製剤のみと記されています。

つまり同じ「バルサルタン」でも、この会社以外の製薬会社の製剤には、この原薬は使われていないということです。したがって24ページの2019年7月3日の欄にも記した通り、厚生労働省が発表した「薬価基準収載品目リスト」にも「バルサルタン」が107品目収載されているのです。

ジェネリック薬品に含まれる発がん性物質に関する事実推移

2018年	
7/6	発がん性物質N-ニトロソジメチルアミン（NDMA）が検出されたとして、日本の製薬会社一社がバルサルタン製剤を自主回収（クラスI）。
7/6	朝日新聞デジタルが「バルサルタン錠に発がん性物質」と報道（17時35分）。
7/7	毎日新聞が「高血圧症治療薬：発がん性物質の混入疑いで回収」と報道（東京朝刊28面）。
8/22	日本医師会がプレスリリース（報道機関への情報提供）で、ジェネリックの発がん性物質について、次の通り強い意見・要望を発表。 ・原薬の製造から製剤が患者の手に渡るまでの流通経路を追跡できる仕組みの必要性を訴える。 ・「原因究明が後回しで良いということはあってはならない」「日本だけでなく世界中の患者が危険にさらされていることになる」「品質の担保がされない状況、患者の安全が担保されない状況では、安心して医療が行えない」と強調。
9/1	「Web医事新報」（№4923、P.20）が、右記、日本医師会のプレスリリースを取り上げ、【NEWS 医薬品の流通経路透明化を―バルサルタンへの発がん性物質混入を受け】と報道。
9/25	厚生労働省は「第8回薬事・食品衛生審議会薬事分科会医薬品等安全対策部会安全対策調査会」で、バルサルタンの発がん率は、160㎎錠を4年間毎日1錠服用したとき、1万5000人から3万人に1人程度のリスクと発表。 海外での対応に関しては、EU全域、アメリカ、台湾、カナダ、スイス、タイ、中国での回収も報告。 また、バルサルタンの原料の一部から、別の発がん性物質N-ニトロソジエチルアミン（NDEA）が新たに発見されたことも報告。

11月	アメリカはバルサルタンの回収を急ぐ。同時に、我が国でも指摘された別の発がん性物質NDEAが混入している可能性のある別の高血圧症治療薬の回収も開始。
11月	欧州及びアメリカでは、さらにバルサルタンの原料を製造している複数の国の製品から発がん性物質が検出されたことを確認。
11/9	厚生労働省は、ARB（アンジオテンシンⅡ受容体拮抗薬）の発がん性物質混入問題に関し、日本製薬団体連合会（日薬連）など関連団体宛に通知を発出し、原薬製造業者等と連携し、発がん性物質のNDMAやNDEAが管理値以下となるように製造管理、品質管理を実施することを周知するよう求めた。すでに市場に流通している製品について管理値を上回ることが否定できない場合には、必要に応じて自主回収も視野に入れた迅速な対応を求めた。
2019年	
1月	厚生労働省の医薬・生活衛生局医薬品審査管理課発行「後発医薬品品質情報」（No.11）で、第21回ジェネリック医薬品品質情報検討会（平成30年9月5日開催）の結果概要を報告。その中で前年8月22日の日本医師会プレスリリースが取り上げられ、委員から、医療機関での混乱を防ぐ観点から情報の早期開示の重要性が指摘された。
2/8	前年7月とは別の日本の製薬会社が、高血圧症治療薬（一般名「バルサルタン／アムロジピンベシル酸塩配合錠」）を自主回収（クラスⅠ）。
4月	アメリカ大手の情報サービス会社が国内で訴訟が発生していることを配信。訴訟の数は今後相当数に上ると予想している。
6/20	テレビ東京『主治医が見つかる診療所』がジェネリックをオススメする医師は50人中13人とのアンケート結果を放送。
7/3	厚労省が発表した「薬価基準収載品目リスト」（内用薬）では、成分名にバルサルタンが記された品目が全部で107品目収載されている。ちなみに、2016年3月31日までは156品目、2018年3月31日までは143品目あったバルサルタンが、2019年6月14日〜7月2日で107品目に減じている。

《理由》❸

薬の安全性が確立するには長い時間が必要

こうした、医師にとっても患者さんにとっても不安なニュースが伝えられると、薬の安全性を確立させるまでに、いかに多くの時間と労力が費やされなければならないか、ということがひしひしと伝わってきますし、同時に考えさせられます。

医師が処方する薬の中には、２０００年以上の歳月をかけて安全性が確立されたものもあるのです。

その一例をご紹介しましょう。

アセチルサリチル酸、という成分を含んだ薬があります。

我が国では「アスピリン」という一般名でよく知られている医薬品です。

今から遡ること約２４００年（紀元前４００年頃）、古代ギリシャの人々は、柳《やなぎ》の「樹皮」や「葉」に解熱鎮痛の作用があることを発見していたと伝えられています。

その当時、後に「医学の父」あるいは「医聖」と呼ばれるようになった、エーゲ海コス島生まれの医師ヒポクラテスによって実際に治療に用いられていたという記録が残されています。

その後約2300年を経て、19世紀に柳からサリチル酸という成分が抽出され、その後加速度的に研究が進みました。

当初は強い胃腸障害などの副作用がありましたが、1897年にバイエル社（ドイツ）のフェリックス・ホフマン博士がサリチル酸をアセチル化することに成功し、副作用の少ないアセチルサリチル酸が作られました。

そして1899年、バイエル社がこの医薬品を「アスピリン」として商標登録し販売、瞬く間に広がって、世界的に使用されるようになったのです。

この例を見てもわかる通り、薬が安全な良薬として世界に認知されるまでには、気の遠くなるような歳月と人類の英知が必要なのです。

しかし全ての薬がそうであるように、もちろんこの薬にも素晴らしい効能とともに、副作用があります。**「諸刃の剣」としての性質を十分に知り、対策した上で、医師はその薬を自信を持って患者さんに処方しているの**です。

だからこそ、**医師は決して目新しい薬にすぐ飛びつくことはありません。**

長い時間をかけてその薬の効能や臨床データなどをじっくりと観察し、日常の診療に安全に使用できると確信を持ったときに初めて、常備薬として手元に置くようにしているのです。

この**臨床医たちの慎重さが、ジェネリックの使用率を国が期待する数値に押し上げることを妨げてきた、**と考えてもよいのではないかと思われます。

《理由》

❹ 医師のジェネリック使用率は平均を大きく下回る

厚生労働省が、2018年9月診療分の医療費をもとに、全国の多くの企業が加入している保険組合3517団体のジェネリック使用率を公表しています。

それによると、**全国のジェネリック使用率の平均は72・5%**でした。

この数値を見る限りでは、増え続ける医療費の抑制のため国が推進している「2020年9月までにジェネリック使用率を80%に上げる」という数値目標に、かなり近づいていることが窺われます。

しかし、その一方で大変気になる事実が明らかになりました。医療情報の専門誌として知られる「日経メディカル」（日経BP社発行）が、前述の厚生労働省データを分析したところ、**医師国民健康保険組合（以下、医師国保）のジェネリック使用率が、58・2％**だったのです。

これは全国のジェネリック使用率平均値に比べると、かなり低いことがわかります。

医師国保は全国47都道府県に存在し、主として日本全国で開業している医療機関の医師やその家族、それに医療機関で働いている従業員たちが加入している組織です。

つまりこの統計を見る限り、**医療機関で働くスタッフのジェネリック使用率は全国平均をはるかに下回っている**、ということが窺われるのです。

地域別に統計を調べてみますと、中には36・4％という、平均値の半分ほどしか使用していない組合もありました。

なぜ、全国で診療に携わっている医師やその家族、それにスタッフのジェネリック使用率が低いのでしょうか？

このデータを見た患者さんの間から、患者にはジェネリックを処方し、医師自身はジェネリックを飲まないのではないか、という疑惑と不満の声が聞こえてきそうです。

前述したように、医師は薬に関して、その効能とともに副作用についても熟知しています。医師は、自分だけが安全な薬を飲み、患者さんに自信が持てない薬を飲ませるなどということは絶対にしません。自分を信頼して通ってくれる患者さんには、主治医として少しでも安全な、有効性の高い薬を処方しなければと思うものです。

したがって、医師が患者さんを診てまず頭に浮かぶ薬は、先発医薬品です。

ジェネリックを先に使おうなどということは思いもよりません。

その基本的な姿勢があるかぎり、医師のジェネリック使用率が平均を下回るのも無理のないことなのです。

《理由》5 製薬会社社員もジェネリックを飲んでいない

この統計で、もうひとつ気になることがあります。

それは薬を作り販売している**製薬会社が加入する健保組合のジェネリック使用率も決して高いとはいえない**ことです。

その**使用率は、平均して60・4%**と医師国保と大差ないのです。

製薬会社の健保組合の数は、医師国保とは比べ物にならないくらい数が多いのです。

厚生労働省データによると、東証1部上場企業及び2017年における世界企業の医療用医薬品セグメント売り上げトップ20（出典：『日経バイオ年鑑2019』）に該当する企業で、企業名で組成している健康保険組合だけを調べてみても、**ジェネリック使用率はいずれも55〜65%にとどまっていて、全国平均をはるかに下回っています。**

このデータには、患者さんだけでなく現場の医師も驚いたと思います。ジェネリックの製造・販売について詳細な情報を握っているはずの製薬会社の使用率が、どうしてこのように低いのか？　ほとんどの医師は首をひねったはずです。

ともかく、薬を製造・販売している本家本元の製薬会社の社員がジェネリックをあまり飲まない、ということであれば、その薬を仕入れている医者は、患者にジェネリックを積極的に勧め、自らも飲もうという気にはとてもなれません。

何か事情があるのでしょうが、しかし、その理由を明らかにしなければ、これから先のジェネリック化推進に、少なからず影響が出てくることは避けられないと思います。

《理由》

❻大学病院のジェネリック使用率も低い

さて今度は、日本の医療の中核的な役割を担っている、大学病院のジェネリック使用率を見てみましょう。

2017年9月調剤分の処方箋をもとに、全国の医療機関のジェネリック使用率が厚生労働省保険局から次の通り公表されています。

公的病院（都道府県市町村立、日本赤十字、国民健康保険病院など）　71・7％
法人病院（社団法人、財団法人の経営する病院など）　71・4％
個人病院（民間の病院）　69・6％
診療所（個人開業医）　69・1％
大学病院　61・7％

この数値を見る限りでは、大学病院のジェネリック使用率は決して高くないことがわかります。また、**2017年度の全国平均は69・9％**（日本ジェネリック製薬協会調べ）だったといいますから、全国平均及び各種医療機関のそれに比べても低率であることは明らかです。

ちなみに実名は伏せますが、有名大学のジェネリック使用率は次の通りです。

私立B大学附属病院45・24％、私立D大学病院46・68％、私立P大学附属病院38・54％、国立S大学病院58・24％、国立Y大学病院60・55％、公立Q医科大

「病院種別」別に見た後発医薬品割合

（平成29年9月調剤分〈平成29年10月審査分〉）

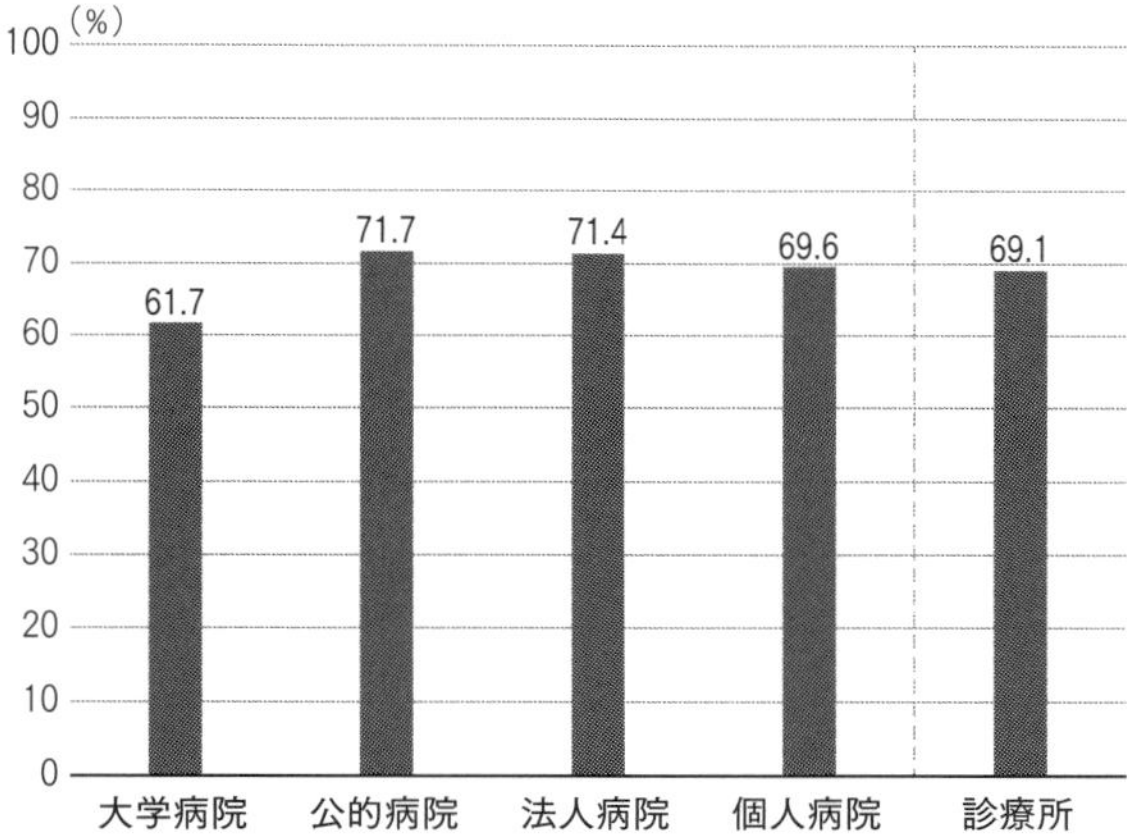

出典：厚生労働省

学付属病院50・０４％。

しかしこれはあくまでも２０１６年の統計であって、その後の数年間で各大学病院のジェネリック使用率はかなり上昇してきているのではないかと推測されます。

なぜなら、国の掲げている使用率80％という数値目標に近づけるために、相当のテコ入れが行われていることが現場の医師たちから漏れ聞こえてくるからです。

全国の公的病院は国の税金によって運営されていますから、国の数値目標達成のために積極的に協力しなければならない立場にあります。

大学病院もまた公立私立を問わず、国から多額の補助金をその経営のために受けています。

しかし、そうはいっても大学病院は、教育・研究・診療という三つの役割を持って医療の最先端に立ち日本の医療業界を先導しています。そのことが、国が掲げる高いジェネリック使用率を急速に達成することを困難にしていると予想されます。

なぜなら、難病と闘うためには、最先端の医療技術や薬剤の使用が必要になることが多いからです。その中で、新薬の利用を抑え大幅にジェネリックに切り替えることは、大学病院の使命から考えるとなかなか難しい側面もあるのです。

経営陣は一日も早く国策の使用率80％を達成しようと焦り、そのための対策が具体的に取られていると、勤務している若い医師などからよく聞きます。

しかし第一線で診療にあたる医師は、最先端の医療を担っているという自負が強く、また人一倍探求心の強い年代の人も多いですから、**大学経営陣との意見の対立は声にならない声として、医療現場で渦巻いている**らしいのです。

こうした大学経営陣の意向を受け、現在では、これらの大学病院はいずれもジェネリック使用率がじわじわと上昇してはいます。しかし、何とか国が目指している使用率に近づけなくてはという経営陣と、現場とのズレが消えたとはいえないでしょう。

また、こうした大学病院の方向転換が、しばしば受診している患者との間に摩擦を生じさせていることは否めないようです。

《理由》
7 薬を替えられた患者の不安と不満が急増

前述した薬の副作用や、医師、製薬会社、それに大学病院のジェネリック使用率が低いらしいということは、通院してくる患者さんの間でもしばしば噂になっています。

老若男女問わず、患者さんの多くが、スマホを片手にあらゆる情報を自ら得ることができる時代です。

特にこうした自分の健康に直接関わるような問題については極めて敏感です。

お付き合いの長い患者さんになると、医療関係のニュースや健康番組を目にする度に、診察室で医療に対する不安と不満で口を尖《とが》らせる人も少なくありません。

そうした患者さんの対応に追われることが、近頃はかなり多くなりました。

また、ここまでジェネリック化が進んでくると、主治医と患者の間でトラブルが発生しがちになります。

患者さんにしてみれば、飲み慣れている薬を次々と替えられていくということは、不安をかきたてられるようです。もちろん、なぜ先発医薬品から後発医薬品に替えるのかということを、医師は十分に説明しているはずなのですが、どうしても先発医薬品でなければ納得できないと訴える人もいるのです。

大学病院の外来や、病院のすぐ近くのいわゆる門前薬局の薬剤師たちにその不満を訴える人も少なくありません。

その結果、患者さんの不満が渦巻いていて険悪な空気が流れているところもあります。

診察を受けに来ている患者さんが、医師や看護師に処方のことで口から泡を飛ばして不満を訴えるなどということは、私の50年以上の臨床歴の中でもあまり見たことがありませんでした。

《理由》❽「主治医は二人持ちましょう」というビラの真意

このことを端的に示す事例はたくさんあるのですが、例えば次の例です。

患者のAさんは20年間、都内のある大学病院の内科に通っています。元々私が診ていたのですが、60歳のときに狭心症を発症し、専門医の診断と治療が必要と判断して大学病院を紹介したのです。それからはずっと大学病院で治療を受けています。

20年間も同じ病院の、しかも同じ医師に診てもらってきたわけですから、Aさんと主治医は強い信頼の絆で結ばれていたはずです。

ところが、2カ月に一度の診察で、2019年の4月に病院を訪れた日のことです。Aさんは**いきなり主治医から、今まで処方されていた約8種類の内服薬が替わることを告げられました。**

理由について一応の説明を受けましたが、Aさんはどうも納得がいきません。

今まで20年間も飲み慣れた薬をすっかり替えられてしまったのです。患者さんにとっては大変不安なことです。

当然、Aさんと主治医の間で薬の処方をめぐって押し問答が続きました。

しかし何度今まで通りの薬を出してほしいと訴えても、主治医は首を縦に振りませんでした。

彼は不承不承《ふしょうぶしょう》、処方箋にズラリと並んでいるジェネリックらしい薬の文字を恨めしそうに見つめながら調剤薬局に向かいました。

しかし、いくら処方箋を眺めてみても、今まで飲み続けてきた薬に未練が募《つの》るばかりです。どうしてもその薬を出してもらえないのなら、医師を替えるしかありません。

それ以来彼は、二度と大学病院の外来を受診することはなくなりました。

20年もの間自分の体を診てくれた、信頼しきった主治医と別れる決意をしたのです。

そしてAさんは、再び私の患者さんになりました。

ただ困ったことに、大学が今まで処方していた先発医薬品を同じように処方しても、彼の血圧は非常に不安定なのです。

特に日内変動が激しく、朝に薬を飲んだ直後はいったん下がるのですが、夜間になると最高血圧が170㎜Hg以上にまで上がるようになってきました。

このような状態が続くと、また心臓の発作を起こすのではないかと、医師の私のほうも不安でなりません。狭心症の中でも「安静時狭心症」といって夜間就眠後に発作を起こすタイプの狭心症が、一番危険なのです。

その彼の容態を診ていて、**精神的なトラブルがいかに血圧のみならず脳や心臓に大きな影響を及ぼすものであるか**、ということを痛感しました。

そんなある日、彼がポケットから一枚のチラシを出してきました。

それを見て私は、なぜ大学病院の主治医が、彼との縁が切れることを覚悟しながら、大学や国の方針に従おうとしたのか、ようやくわかったような気がしました。

そのチラシには、「**主治医は二人持ちましょう**」という文字が並んでいました。

これからは、検査や治療、それにいざというときの処置は大学病院が引き受けるので、普段の診察と内服薬の処方は、近所の開業医に診てもらってはどうか……。

つまりこのチラシの真意は、もはや大学病院では、先発医薬品を患者さんが望む通りに一度にふた月分も処方することは難しいので、開業医に処方してもらってくれ、ということなのです。

そのチラシを見つめているうちに、私は大学病院の主治医がどんな思いで、大学病院のジェネリック使用率を上昇させるために奮闘しているのか、その姿を思い浮かべ、彼の主治医を責める気持ちは消えていきました。

そして私の胸に、ある強い思いが浮かんできました。Aさんに先発医薬品がうまく効かなくなってしまったこと、それは、

「ジェネリックの『心に対する』副作用なのだ」

ということです。だからこそ、患者と医師の信頼関係を保つためには、性急な制度の変革は控えなければならないのではないかと、強く思うようになったのです。

《理由》

❾ジェネリックに替える病院や薬局のメリット

ジェネリックの使用率を上げようという国の方針を広めるため、ジェネリックを使

ったときに病院や薬局にメリットが与えられる「**後発医薬品使用体制加算**」という制度が設けられました。

この制度によって、病院や薬局はジェネリックを使った率に応じて、診療報酬や調剤報酬の保険点数に加算がされるのです。1点は10円として計算されます。

一例として、病院の外来診療の場合、2018年度の診療報酬改定によって加算点がアップし、一枚の処方箋に書かれた薬のうち、**ジェネリックの割合が、85%以上の場合は5点＝50円、75%以上なら4点＝40円、70%以上だと2点＝20円という具合に保険点数が加算される**のです。

例えば都内の大学病院であれば一日の外来患者数は最低でも1000人、某大学病院ではその数が8000人にも及ぶことがあるといいます。

これらの患者に対して発行する処方箋に、仮に50円のジェネリック加算が行われたとすると、その収益は相当な金額に上ります。1000枚の処方箋がコンスタントに毎日出されたとして計算しますと、ひと月に150万円、一年間で1800万円近い増収になります。

この数字だけを見れば病院の収入が相当増えるのではないか、と思うかもしれません。

しかし一方で大学病院の年間収支を見ると、多くの大学病院では医療収入だけでも、700億〜800億円に上ります。

ですからこの外来のジェネリック加算だけでは約0・02%しか収入は増えません。

つまり本来はそれくらいの増収のために、病院側が前出のAさんのように20年間も通ってきている患者さんとの縁を断ち切るはずはない、のですが……。

現在では、大学病院のジェネリック使用率には二極化の傾向が見られるといいます。

つまり素直に大学全体がジェネリック使用率を上昇させることに積極的に取り組んでいるところと、そうではなく教育・研究・診療のために医薬品は先発医薬品を使う傾向が強いところの、両者に分かれているというのです。

この傾向は、今後も続きそうな気配を感じます。大学病院のジェネリック化は、そう簡単にはいかないと思われます。

一方、薬局のほうも2018年の調剤報酬改定によって加算点が上げられ、調剤基

処方箋例

処　方　箋

（この処方箋は、どの保険薬局でも有効です。）

様式第二号（第二十三条関係）

公費負担者番号		保険者番号	
公費負担医療の受給者番号		被保険者証・被保険者手帳の記号・番号	・

患者			保険医療機関の所在地及び名称
氏名			電話番号
生年月日	明大昭平　年　月　日	男・女	保険医氏名　㊞
区分	被保険者	被扶養者	都道府県番号 ／ 点数表番号 ／ 医療機関コード

交付年月日	平成　年　月　日	処方箋の使用期間	平成　年　月　日	特に記載のある場合を除き、交付の日を含めて4日以内に保険薬局に提出すること。

処方

変更不可

（個々の処方薬について、後発医薬品（ジェネリック医薬品）への変更に差し支えがあると判断した場合には、「変更不可」欄に「レ」又は「×」を記載し、「保険医署名」欄に署名又は記名・押印すること。）

備考

保険医署名（「変更不可」欄に「レ」又は「×」を記載した場合は、署名又は記名・押印すること。）

保険薬局が調剤時に残薬を確認した場合の対応（特に指示がある場合は「レ」又は「×」を記載すること。）
□保険医療機関へ疑義照会した上で調剤　　□保険医療機関へ情報提供

調剤済年月日	平成　年　月　日	公費負担者番号	
保険薬局の所在地及び名称 保険薬剤師氏名	㊞	公費負担医療の受給者番号	

備考 1．「処方」欄には、薬名、分量、用法及び用量を記載すること。

2．この用紙は、日本工業規格 A 列5番を標準とすること。

3．療養の給付及び公費負担医療に関する費用の請求に関する省令（昭和51年厚生省令第36号）第1条の公費負担医療については、「保険医療機関」とあるのは「公費負担医療の担当医療機関」と、「保険医氏名」とあるのは「公費負担医療の担当医氏名」と読み替えるものとすること。

本料のうち処方箋受付一回につき、ジェネリックの調剤数量が85％以上、80％以上、75％以上の3段階で、それぞれ26点、22点、18点が加算されることになりました。

ただ、ここで特筆しなければならないのは、こうした加算の一方で、**著しくジェネリックの数量割合が低い薬局に対しては、調剤基本料の減算規定が設けられた**ことです。

具体的に言うと、処方箋受付回数が月に600回を超える規模の保険薬局においては、ジェネリックの数量割合が20％以下の場合、加算がないだけでなく2点減算されてしまうのです。

こうして、ジェネリックを使わないと減算されるというシステムが導入されたことは、医療関係者には大変気がかりな問題です。つまり、**アメとムチでジェネリック化を推進しようという意図**が見え隠れして、それが今後、病院の診療報酬にまで影響を及ぼすようになるのではないかという不安が、多くの医師たちの胸に去来するのです。

近頃では患者の不満と苦情が絶えないために、ジェネリックにするか否かを薬局の窓口で選択させるという処置を講じている大学病院もあります。

つまり、**処方箋に医師が薬の「商品名」を書かず「成分名」を記入する**のです。

その処方箋を持って患者さんは薬局の窓口に行き、先発医薬品にするかジェネリックにするかの希望を述べ、それに従って薬が出されます。

ジェネリックに対する信頼度が今後さらに高まらなければ、主治医や薬局の薬剤師との間でのトラブルは増えることが予想されます。

それにしても、**某大学病院の門前薬局の正面玄関に、縦3メートル、横2メートル近い大きな看板が立てられ、その看板に「ジェネリックあります」という太い文字が躍っている**、という噂を通院している患者さんから聞かされたとき、私は思わずため息をつきました。

国の急いでいるジェネリック使用率80％化に協力しているというアピールなのか、それともお金のない患者さん集めのためなのか。いずれにしても大学の品位を汚す行為であり、医師としては涙が出るほど情けない気持ちになったものでした。

《理由》

⑩ 処方した薬が勝手にジェネリックに替わるミステリー

これは某私立大学病院で起きた話です。

関東地区にあるG大学病院で、アメリカ留学から帰国したばかりの今年38歳になる医師が、外来講師としてこの4月から診療にあたることになりました。

専門分野は内分泌疾患で、特に糖尿病について留学中から多くの論文を発表し、将来のホープとして大学で期待を集めています。

昨今はご多分に漏れずG大学病院の外来も高齢者で溢れています。一体、どこからこれほどの糖尿病患者が集まるものかと首をひねりたくなるほど、彼の診察日にはとても午前中の診察時間だけではさばききれないほどの患者が訪れます。

もっとも、**日本全国の糖尿病が強く疑われる人は、厚生労働省が2016年に行った国民健康・栄養調査によると約1000万人に及ぶ**ことがわかりました。これに約1000万人の糖尿病予備軍を加えると、**国民の5人に1人以上**になります。

世界の成人糖尿病患者数 上位10カ国

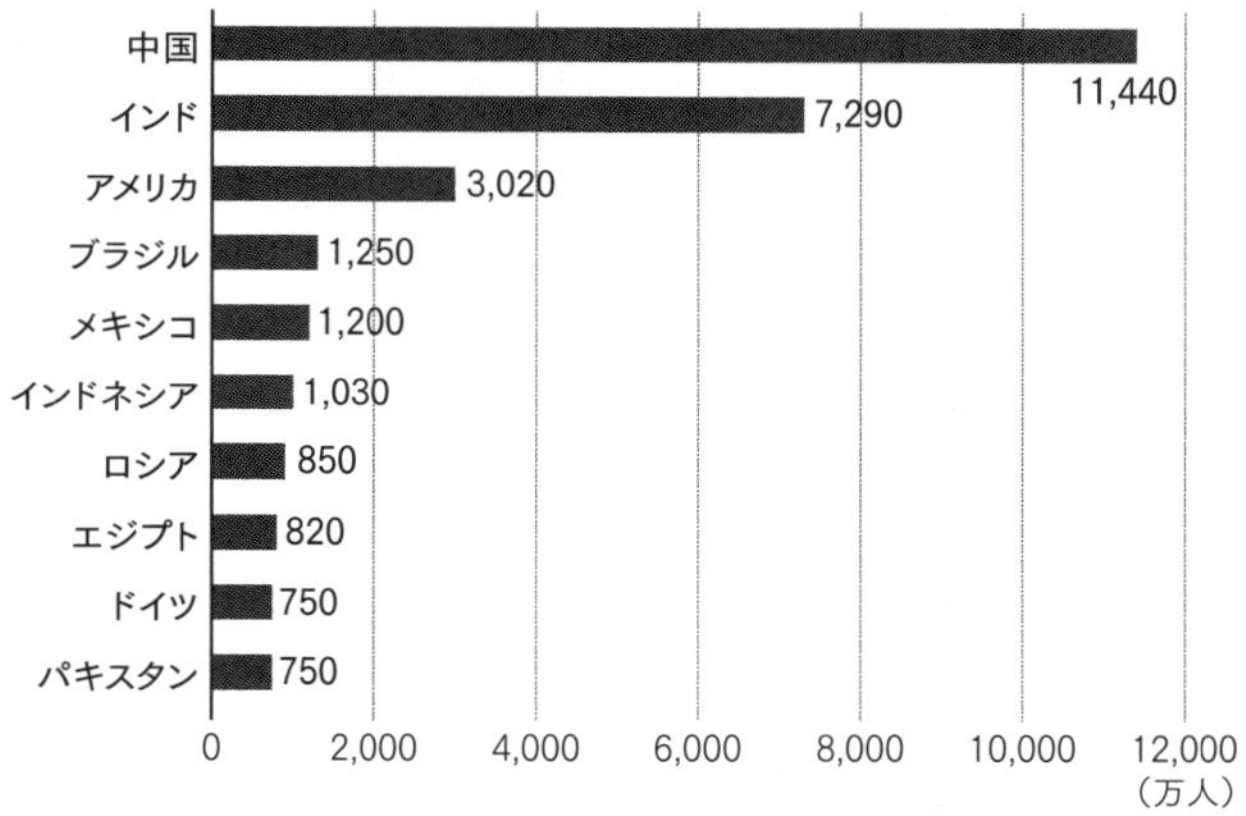

出典：世界糖尿病デー実行委員会プレスリリース（2017年）

世界へ目を転じてみると、ベルギーのブリュッセルで１９４９年に創立された国際糖尿病連合（ＩＤＦ）の統計がよく知られています。

それによると、**２０１７年、世界全体では４億２５００万人の糖尿病患者がおり、約30年後には６億２８６０万人に達する**と推計しています。

一番患者数が多いのは中国で約１億１４４０万人、次いで２位がインドの約７２９０万人、３位はアメリカで約３０２０万人と続きます。

その世界トップスリーに入るほど患者数の多いアメリカで、彼は研鑽《けんさん》を積んできたのです。G大学病院では極めて大きな戦力になることは間違いありませんでした。

ある日、彼が患者さんの診察をしながら診察室のパソコンに向かって検査データの入力や薬の処方作業をしていたときのことです。

電子カルテの画面に信じられないことが起こりました。

彼の最も得意とする分野である、糖尿病の最新の薬を処方しようと入力しました。そして処方箋ができ上がったところで一度患者さんと向き合い、次回の診察の日程を打ち合わせ、もう一度パソコンの画面に視線を戻すと……。

なんとパソコンの画面から、**たった今自分が処方したばかりの薬が消え、代わりに処方した覚えのない薬の名前が表示されていた**のです！

これにはさすがに彼も驚き、すぐインターフォンで院内薬局の薬剤師と連絡を取り、事情を確かめてみて、さらに驚きました。

薬剤師からは、院内では彼の処方した薬は在庫がなく、ジェネリックしかない、という回答が返ってきたのです。

つまりなんと、**院内のコンピュータは、彼が処方しようとした先発医薬品を入力すると、代わりにジェネリックを選択するよう設定されていた**のです。

それほどまでに大学当局がジェネリックにこだわるのであれば……と彼は次の診察日から態度を変えました。

前述の通りアメリカは世界に冠《かん》たるジェネリック大国です。国全体でその使用率は90％を超えています。アメリカで薬といえばジェネリック。先発医薬品を積極的に使うことなどまず考えられません。

したがって彼の頭の中には、ジェネリックの知識が、他の医局員とは比べ物にならないくらい豊富に詰まっているのです。このミステリーがあってからというもの、来る患者、来る患者、彼の出す処方箋の90％以上は、ジェネリック医薬品で埋め尽くされるようになりました。

それから3カ月ほど経った頃でした。彼は病院長でもある主任教授に呼び出され、彼に対する苦情が殺到していると告げられました。その苦情とは、「患者の希望を無視して、オールジェネリックの処方をすることに納得できない」というものだと言います。

そして、その教授は、ほほをひきつらせながら、声を荒立てて彼に告げました。

「確かに、大学病院はジェネリックの使用率引き上げを目指している。しかし、だからと言って、君たちにそれを強制しているわけではない。もう少し患者の立場に立って、弾力的に対処しなければ臨床医は務まらない。研究室で治験の研究でもして、少し頭を冷やしてみてはどうか」

その言葉に彼は抵抗するすべもなく、翌日から外来の診療を外されて、研究室に閉じこもることになりました。

このような話を耳にすると、私は、それが社会の大きな損失になると思えてなりません。なぜならば、将来のある若い医師が、大学経営や国策のために前途が危ぶまれる状態に陥ることになるからです。

ですから、こうした若手医師のためにも、もう少しゆるやかに制度を変更する方向に進むべきではないかと思うと、思わずため息をついてしまいました。

《理由》11

ジェネリックを「貧乏人の常備薬」にしていいのか

2018年10月1日に生活保護法が改正され、**生活保護法の指定機関として認定されている病院や診療所では、今後は原則としてジェネリックを積極的に生活保護受給者に処方しなければならなくなりました。**

法改正がなされるまでは、「可能な限り」ジェネリックを使用すること、という努力目標でしたが、処方が原則化されたのです。

役所からの通達文書には、これは決して医師の処方判断をしばるものではない、という付帯事項があるのですが、この通達を手にした医師たちは、国の方針を敏感に察知し、事実上生活困窮者には、今後なかなか先発医薬品の使用が難しくなると覚悟しました。

もっとも、増え続ける医療費の抑制のために国がジェネリックの使用率を早急に高めなければならないということはよく理解できます。

厚生労働省の２０１８年度の統計によると生活保護受給者数は約２１０万人、これは国民全体の１・６６％にあたる数です。

この数値は今後も、高齢化などによって増えていくことが十分に予想されるのです。厚生労働省２０１７年度当初予算の報告によると、生活保護費負担金（事業費ベース）は約３・８兆円に達すると推計されていて、このうちの48％は医療扶助だといいます。

つまり**年間約２兆円近いお金が、生活保護受給者の病気の診断や治療のために使われている**計算になるのです。

国全体の医療費は年間約40兆円にも及んでいますから、これ以上生活保護受給者の医療費にお金がかからないようにしようという方針は理解できます。

ただ、受給者の多くはやむを得ない事情で生活保護を受給しなければならなくなった人たちです。

高齢になると、だんだん周りから身寄りがいなくなってしまいます。中には配偶者に先立たれ、子供にも先立たれ、天涯孤独の身の上になってしまった老人も増えているのです。長寿社会になって長生きするようになればなるほど、こうした現象が起こってきます。

そうなったときに一番問題になるのは、老人が一人で人生を全うできるのか、ということです。若いときに会社勤めなどをして厚生年金を受給している人は、男性の場合だとひと月約20万円程度は支給されるかもしれません。その場合には残された人生を何とか生き抜くことができそうです。

しかし、自営業などで頑張ってきた人が高齢になった場合には、支給される年金はひと月6万円ほどに過ぎません。

そうなると生活保護を受給したほうが、余程安心して老後を送れるということになります。

まもなく我が国では、戦後のベビーブームを反映した団塊の世代と呼ばれる人々3 0 0万人以上が、80代の高齢者に突入すると推測されています。その中には、国民年金だけではとても生きていけない人々が出てくるでしょう。

さらに病気に襲われたとき、一律に先発医薬品は使用せず、全てをジェネリックで治療するということが、果たしてできるのでしょうか？

普段、患者さんを診ていると、一口に生活保護受給者といっても、気の毒でならなくなる身の上の人をしばしば見かけます。そういう患者さんたちを診ていると、ジェネリックを貧乏人の常備薬にしてはいけないとつくづく思うことがあるのです。

これからの超高齢社会では、様々な人が自立できない状況に追い込まれていくと思われますが、そうした方々に対しても、せめて残された人生で病気になったときに飲む薬の選択くらいは自由にさせてあげたい、と思うのは私だけではないはずです。

《理由》12 医師がジェネリック離れしたくなる弱者の声

現実に先日も、私と患者さんとの間でこんなやり取りがありました。

「先生、もうワシには先がないんだよ。せめて薬くらい、いいものを飲ませてよ」

これは、米寿を迎えたばかりの患者さんの声です。その患者さんは半年以上入院しているのですが、突然薬の内容が変わったことに不満を募らせているようでした。

「**点滴の色がさぁ、隣の人と違うんだよ。**あの人、後期高齢者だって言ってたけど、入院費払う人と、ワシみたいに払わないヤツでは点滴の色まで違うのかね？」

この訴えにはさすがに私もガックリと肩を落としました。そして彼のダメ押しの言葉は、「ワシさぁ、昔『貧乏人は麦を食え』って言った政治家がいたこと思い出して、悲しくなっちゃったよ。先生なんかにゃわかんないかもしれないけど、安物のどうでもいい薬を患者に出してさ、自分はちゃっかり高い薬飲んでるのかな？　なんて先生のこと疑うのもつらいもんだよ。まぁ棺桶に片足突っ込んでるヤツの遺言だと思って、ワシの愚痴を胸に納めといてよ」。

その日はさすがに私も食欲がなくなり、早々と当直室で毛布を頭からかぶって寝てしまったものでした。

このように入院が長くなって信頼関係ができると、患者さんも胸の内を吐露することがよくあるものです。

中には収入がなく、預金もほとんど使い果たして半ば自暴自棄になって自分を責めたて、それまでの人生について後悔の念に駆られて気落ちしている人も少なくないのです。

そうした患者さんを慰めて、少しでも国の台所に負担をかけないように治療して長生きしてもらうためには、骨が折れるものです。

なぜならまず、どうして先発医薬品が使えず、ジェネリックを処方しなければならないかという事情から患者さんに説明しなければなりません。これは診察にあたる医師にとっては大変負担となることなのです。

特に、救急車で運ばれてくる患者さんや、あるいは入院してきた患者さんを治療する場合には、その急迫した状況に立ち向かうと、患者さんが生活保護受給者かそれ以外の人なのかという区別など、医師は忘れてしまいます。

命に貧富の差があるはずはありません。たとえどのような事情で生活保護を受けるようになった患者さんであっても、生きる権利だけは平等に持っているはずです。

生活保護法の第25条によると、国民が、保護しなければならない状態に陥った、いわゆる急迫した状態と判断された場合には、すみやかに地方公共団体の長が職権をもって救済しなければならない、と決められています。

実際に容態の急変した患者さんを治療する場合、どうしてもジェネリックより先発医薬品のほうが、明らかに効能が確かだというとき、現場の医師の多くは、保険の種類など忘れて、先発医薬品に手を伸ばします。

改正法では、何らかの方法で先発医薬品を使わなければならない理由を、役所に書面で説明すれば、生活保護受給者でも先発医薬品を使えないことはないのですが、いちいちそのような手続きをしてまで注射一本を打つ余裕などないのです。

今まさに、命の灯が消えそうな患者さんを目の当たりにすると、医師も病棟スタッフも、文字通り金に糸目を付けずに、ただ、その命を救おうと必死になるものです。それは命と向き合っている医師や看護師たちの、体にしみこんだ習性と言ってもよいかもしれません。

正直に申し上げますと、この貧困者へのジェネリック使用原則化は、医師にとっては大きなショックであり、負担も大きくなって、その結果、医師のジェネリック離れにつながっていると言わざるを得ません。

《理由》⑬

ジェネリックは大丈夫？　先発医薬品に出た恐ろしい副作用

先発医薬品であろうと、副作用という厄介な作用があることは避けられません。それを承知の上で（もちろん軽減させるよう努めますが）医師も処方するのです。

糖尿病は、すでに述べた通り、高齢化が進むと増える傾向にあり、いわゆる生活習慣病の中でも代表的な病と言っていいかと思います。

糖尿病には1型と2型がありますが、1型のほうはインシュリンの不足を招く体質によって起こることが多く、それに対して2型の糖尿病は食物の経口摂取のバランスが悪く、それに加えて運動不足や生活の乱れなどが影響して発生する、文字通り身から出た錆ともいえる病なのです。

なかなか厄介な病気で、食事が絡むだけに血糖値のコントロールが容易でないことは多くの人がすでに体験済みだと思います。食事療法だけでは血糖コントロールができず、結局薬に頼ることになりがちです。

しかし、この血糖値を下げる飲み薬に関して、先発医薬品であるにもかかわらず、最近非常に気になる情報が伝えられてきました。

血糖値を下げる経口薬にはいろいろな種類がありますが、その中でも繁用されている「シタグリプチンリン酸塩水和物」という成分の含まれる薬と、もうひとつ「ビルダグリプチン」という成分の含まれる薬に、大変好ましくない副作用が発生することが明らかになったのです。

その副作用とは、**類天疱瘡《るいてんぽうそう》の発症**です。

この病は、自己免疫疾患のひとつの天疱瘡という病によく似た症状を現します。天疱瘡では、皮膚や粘膜に水泡が発生してきます。類天疱瘡も自己免疫疾患ですが、皮膚の表皮と真皮の間の基底膜という部分の成分のタンパク質に対して自己抗体ができることで発症します。

その結果、水泡が発生し、相当の掻痒感《そうようかん》（痒《かゆ》み）が伴う病です。

水泡は全身に広がることも多く、治療には、ステロイドホルモンが大きな力を発揮します。この疾患は60歳以上の高齢者が発症することが多く、年齢とともに増加する傾向にあります。また内服薬との関係も非常に深く、薬を多数飲んでいる場合は発症しやすいとも言われています。

生活習慣病は、医師にももちろん襲いかかります。昔から「医者の不養生」などという言葉が囁《ささや》かれているように、連日、日勤と夜勤を繰り返し、生活は極めて不規則ですから、どんな病気が忍び込んできても不思議ではありません。

しかし、体中に水泡ができ、痒みに襲われている患者さんを診ると、たとえ糖尿病になっても、あまり長期間、薬は飲みたくないと思うものです。

とにかく、この類天疱瘡の副作用の情報は、医療現場に大きな不安をもたらすことになりました。

なぜなら、今盛んに服用が推奨されている**ジェネリックと先発医薬品とは同じ原料（原薬ともいう）をもとに作られている**のです。

その同じ原薬を使っている先発医薬品に、重大な副作用が出ることがわかったわけです。それでは、**ジェネリックにはその副作用が出ないのか、という不安**を持つのは、医療に携わる者としては当然のことだと思います。

現在まで、ジェネリックに類天疱瘡が発生したという情報は流れていません。

しかし、今後はどうなのか。先発医薬品には副作用が出るのに、ジェネリックにはこの副作用が全く出ないという逆転現象があるのだとすれば、その根拠を至急、医療関係者に伝達してほしいものです。

そして医師の6割はジェネリックを飲まなくなった

厚生労働省が2015年に、医療費などについて審議する機関である中央社会保険医療協議会（中医協）に提出した調査報告によると、調査に協力した**全国の医師たちの6割が、ジェネリックに対し不信感を抱いている**ことが明らかになりました。

しかも、その不信感を抱いている**医師の約7割が、ジェネリックと先発医薬品との効果の違いや副作用の違いについて経験した**ことが、その不信感のきっかけになっている、とも報告しています。

この調査結果は、医学情報専門誌「日経メディカル」で詳細に報じられています

（2016年1月4日号及び2019年4月1日号）。

薬が効かない、あるいは副作用が強いということは、実際に患者を診ている医師だからこそ、実感としてわかるということがしばしばあるのです。

そういった経験を一度でもすると、どうしても治療する上で、慎重の上にも慎重を期さなければならないわけですから、その薬の使用に二の足を踏むようになるものです。

要するに現場の医師は、ジェネリックが極めて安全で先発医薬品と全く変わりがないというエビデンスが欲しいのです。

エビデンスとは、本来は「証拠」とか「物証」「証言」といった意味ですが、薬の場合には一般的には「科学的な根拠」という意味で使われていると考えてよいと思います。

つまり医師は、新しい薬に関して、その薬の誕生から製造過程、さらには効果や安全性に至るまで、あらゆる情報を取得した上でなければ、どんな医薬品でも簡単には手が出せないということなのです。

それでは、臨床に携わる医師たちが、どうしても知っておきたいと感じている項目を具体的に列挙してみましょう。

1、ジェネリックの原料は先発医薬品と全く同じものなのか？
2、ジェネリックに加えられる添加物は先発医薬品と変わりないのか？
3、ジェネリックはどのような地域、どのような工場で製造されているのか？
4、ジェネリックの治験は、先発医薬品と全く同じ結果を得ているのか？

治験とは、薬を製造し販売するときに、「医薬品、医療機器等の品質、有効性及び安全性の確保等に関する法律」に基づく国の承認を得るために行う臨床試験のことです。代表的なものとして化学的同等性試験、製剤学的同等性試験、生物学的同等性試験などがあります。

先発医薬品では、長い歳月をかけてこの試験が繰り返し行われてひとつの薬品が誕生します。中には17年にもわたって治験を行った薬もあります。

ジェネリックの場合も同じように行われているのかどうか、現場の医師たちは知りたいと考えています。

こうしたジェネリックに関するデータや情報の不足が少しでも改善されない限り、医師が自ら積極的にジェネリックを服用し、患者さんに処方することはないと思われます。

薬物は、我々の生命と直接、深い関わりを持つものですから、どんなに薬の服用について慎重になっても慎重すぎるということはないと思います。命をサポートする薬物を飲んで生命が危険に晒《さら》されるようでは、医師も患者も納得できるはずがありません。

それでは、次章では、ジェネリックとは何なのか、先発医薬品とどう違うのかをご説明します。

第２章

ジェネリックと先発医薬品はどこが違うか

有効成分が同じでも添加物・安定剤などが違う

先発医薬品とジェネリックの一番大きな違いは何か

医薬品には、病院で医師の診察を受けて処方される「医療用医薬品（処方薬とも言う）」と、薬局やドラッグストアで薬剤師や登録販売者のアドバイスを受け、自分で購入するいわゆる「市販薬（一般用医薬品あるいは大衆薬とも言う）」の2種類があります。

さらに、医療用医薬品は、新薬として開発された先発医薬品と、その新薬の特許が切れた後に作られる後発医薬品があります。

この後発医薬品のことを、通称「ジェネリック」と呼んでいるのです。

ジェネリックは、英語では「一般的な」「包括的な」「総称の」などの意味を持つ言葉で、綴りはgenericと書きます。転じて医薬品の場合には、**商標登録の保護を受けずにノーブランドの一般名称で販売される薬**、のことを指します。

これに対して、**先発医薬品は、original drug（オリジナル・ドラッグ）、またはブ**

ランド薬品と呼ばれることがあります。

新薬の特許期間は日本では20年です。ただし、薬の安全性を確かめるための試験期間や申請手続き完了までの事情もあって、5年ほどの延長が認められ、最大25年の特許期間を持つ薬もあります。

この**特許期間中は、新薬を開発した会社が独占的にその薬を販売する権利を持つ**ことになり、他の製薬会社は同じ薬を製造することができません。この特許期間は、アメリカでは日本より短く17年とされているようです。

この特許期間が終了すると、他の製薬会社が先発医薬品と同じ薬を製造することが可能になります。ブランド薬品として普段医療の現場で繁用される人気の高い薬であればあるほど、各社が競ってその後発品の製造に乗り出すことになります。

こうして、新薬の特許が切れた後は、市場には新薬とその類似品であるジェネリックの両方ともが存在することになります。

これが、様々な問題を引き起こしているわけです。

さて、ここで具体的にひとつ、日本人が好んで飲む胃腸薬を例に解説してみましょう。

「ガスター」という有名な医療用医薬品があります。

一般の方々には「ガスター10」という名前のほうが馴染みがあるでしょうか。テレビCMなどでたくさん宣伝されましたし、飲んだことがある方も多いかもしれません。

この胃腸薬ガスターの成分は、「ファモチジン」です。病院で処方されるガスターには、その成分の含有量が10㎎のものと、20㎎のものがあります。一方、市販薬では、10㎎を含む薬が、「ガスター10」として販売されています。

そしてこの医療用ガスターには、じつに数多くのジェネリックが製造されています。

2018年8月現在、その数はざっと**20種類以上**に上ります。その種類の多さに驚かされると思います。

さて、あえて本物という言葉を使いますが、そもそも多額の費用と時間をかけて開発された新薬がここに存在するとしましょう。

医師も患者も、その新薬を長い間、病気の治療に実際に使ってきたわけです。

ところが、ある日突然、その本物そっくりの医薬品が数種類、いや数十種類現れたとします。どれを選んだらいいのか？　という選択を迫られることになります。

なぜなら、本物の新薬よりも後発医薬品のほうがはるかに価格が安いからです。

同じ成分と作用を持つのであれば、できれば安い薬を手に入れたい、というのが患者さんの人情というものです。その薬を処方してほしいと頼まれれば、医師はその希望に従わざるを得ないということもしばしば起こります。

しかし、服用する薬は値段だけでは決められません。その安全性や副作用まで、医師は患者さんにていねいに説明する義務があります。

内心、その患者さんは今まで通りの先発医薬品を飲んでいたほうがよいと思っても、経済的な事情を訴えられると、説得できずに、患者さんとの間で、気まずいやり取りをしなければならないことも少なくないのです。

安い薬が出回るほど、その対応をめぐって、主治医と患者さんの間の信頼関係にヒビが入ることも少なくありません。したがって、薬の処方に関しては医師のほうも慎重にていねいに対応しなければなりません。

紛らわしい「ジェネリック三兄弟」

じつは、このジェネリックには患者さんに説明する場合にも、大変神経を使う難しい問題があります。なぜならジェネリックには、本家本元の先発医薬品と全く同じ薬であると認められている双子の兄弟がいるからです。その他、次々と兄弟が生まれてきて、今ではジェネリックは兄弟が3人に増えています。

専門的にはこの**先発医薬品と全く同じとみなされる、いわゆる親族関係にある後発医薬品のことを、オーソライズド・ジェネリック（Authorized Generic）**と呼んでいます。

オーソライズドとは、英語で「許諾された」、もう少し具体的に言いますと、「公認された」、あるいは「許可、承諾された」ということを意味する言葉です。

つまり**先発医薬品を開発した会社から特許の許諾を受け、製造することを許可された後発医薬品**のことを言います。

では、この本物そっくりのオーソライズド・ジェネリックには、どのような種類があるのでしょうか。

○AG1型

一つ目は、**先発医薬品メーカーから特許の許諾を得て、先発医薬品と同じ原料を用い、同じ製法・技術で、しかも先発医薬品と同じ工場で製造された**ジェネリックです。

この場合には薬の効能が先発医薬品と全く変わらないことを証明するために行われる、生物学的同等性試験が免除されます。

この生物学的同等性試験は、健康な人に対して行われる一種の臨床試験で、薬物の血中濃度が飽和状態に達するまでの時間が先発医薬品と全く変わらないことなどを証明するための検査です。

このオーソライズド・ジェネリックを今、理解しやすいようにAG1型と名付けておきます。

○AG2型

二つ目は、一つ目と同じように先発医薬品メーカーから特許の許諾を得て、**先発医薬品と同じ原料を用い、製法も同じですが、実際の製造は後発医薬品メーカーの工場で行ったジ**ェネリックです。

この場合には生物学的同等性試験を行うことが義務づけられています。これをAG2型と名付けておきましょう。

○AG3型

三つ目は、前の二つと同じように先発医薬品メーカーから特許の許諾を得て、**先発医薬品とは別の原料を用い、同じ製法で、後発医薬品メーカーの工場で作ったジ**ェネリックです。この場合も生物学的同等性試験が義務づけられています。こちらをAG3型と仮に名付けておきます。

これらの三兄弟について、もう少し詳しく説明してみましょう。

オーソライズド・ジェネリック（AG）の三兄弟

	AG1型	AG2型	AG3型
原料（原薬）	同じ	同じ	別
製法・技術	同じ	同じ	同じ
製薬工場	同じ	別	別
生物学的同等性試験	免除	義務	義務

まず一つ目の双子の兄弟「AG1型」ですが、薬の原料（原薬とも言います）、それを作る技術、それに製法、薬を作る工程の手順、添加物の内容や分量など、何ひとつ先発医薬品と変わることがない条件で作られます。

しかも、先発医薬品と同じ工場で作られるのです。

それじゃでき上がった製品はジェネリックではなくて、先発医薬品そのものではないか？　と、思われるかもしれません。その通りなのです！　薬としては、全く同じものです。

そうして生まれたジェネリックは、先発医薬品と瓜二つ、どこも違うところはないのです。まさに双子の兄弟です。

次は二つ目の「ＡＧ２型」です。

この、次に生まれた弟は、先に生まれた双子の兄弟とは違って、完全に似ているわけではありません。どこが似ていないのかと申しますと、薬が作られる工場が別なのです。原料や製法は同じですが、薬が生まれる場所が違うということなのです。


三つ目の「ＡＧ３型」はどうでしょうか？

この場合、薬の製法が同じというだけなのです。薬の原料もＡＧ３型を作る会社が独自に調達し、作る工場も全く別の場所です。


実はもうひとつ、先発医薬品の特許の許諾を受けずに、特許が切れた薬の成分を分析し、独自にジェネリックを開発しようと試みる会社もないわけではありません。

この場合はオーソライズド・ジェネリックと違って、原料から技術、製法など全ての面で、まるで新しい薬を作り出すのと同じような工程を踏んで、作業にかかることになるかもしれません。そうなると、でき上がった薬が認可を受けて、ジェネリックとして利用されるまでには、相当の費用と歳月がかかるわけです。

この場合には薬の安全性、あるいは副作用を考慮して治験と呼ばれる徹底的な臨床試験や、また先に説明した生物学的同等性試験などを行わなくてはならなくなります。

もっともこのような費用と歳月をかけて薬を作る会社は稀かもしれません。

なぜなら、**オーソライズド・ジェネリックを作るほうがはるかに製薬会社の負担を軽減できる**からです。

※以上のAGに関する情報と解説は、中医協が出した「いわゆる『オーソライズド・ジェネリック（AG）』について」という文書のほか、よりわかりやすく整理をしてくれた昭和大学薬学部・倉田なおみ教授の解説（「薬のことまるわかり」http://www.emec.co.jp/knowledge/0023.html）を参考にまとめてみました。

「ジェネリックは本物と同じ?」という問いに立ち往生する医師

国の見解では、ジェネリックは「先発医薬品と治療学的に同等であるもの」としています。さらに先発医薬品に比べてジェネリックは研究開発の費用が安く抑えられるので、その分薬価が安くなっていると説明しています。

そして、薬剤の患者負担軽減と医療保険財政の改善をはかるために、ジェネリックの使用を推進するとしたのです。

その目標に従って、2017年6月の閣議で、「2020年9月までに、後発医薬品の使用割合を80%にする」としています。

また、多くの薬理学の研究者も、ジェネリックは先発医薬品と有効成分が同じだと説明しています。ただし、添加物については、先発医薬品とは違う場合もあり、患者さんの服用を助けるために、色や形、味や香りを変えている場合があるとも言っています。

しかし、薬の安全性や効能などの品質は、先発医薬品と変わらないと断言しているのです。

こうした国や製薬会社のお墨付きの下に、診療にあたる現場の医師たちは薬を患者さんに処方しているわけです。

しかし、しばしば処方された患者さんのほうから、本当にジェネリックと先発医薬品は全く同じなのかという質問を受けることがあります。

中にはある高名な大学の教授が、ジェネリックと先発医薬品とは全く別物であるとメディアを通して断言していたと不安そうに質問を浴びせてくる人もいます。

そういったとき、正直に言って多くの医師は明快な回答をすることができず、立ち往生してしまうものです。

なぜなら、ジェネリックの原料や、あるいは製造過程、添加物、さらには除去された不純物などについてのエビデンス（根拠）を、自信を持って答えるだけのデータを持っていないからなのです。

自分の目で実際に工場を見ることもできませんし、原料がどこでできるのかを確認することも医師にはできません。

おそらく、こういうお話をすると、行政や製薬会社からは「我々を信用して、医師はただ薬を処方すればいいではないか」という言葉が返ってきそうです。

しかし、医師も科学者の末席を汚している立場にある以上は、せめて確実な証拠に基づいたデータを入手しておきたいという、いわば本能のようなものが働くのです。そのエビデンスがない限り、なかなか患者さんを納得させてジェネリックを処方することはできなくなるのです。

そうした情報不足のところへ追い打ちをかけるように飛び込んできたのが、第1章で述べた発がん性物質発見のニュースです。

それに加えて、多くの薬について副作用が次々と報告されるようになると、ますます患者さんに対する説明が難しく、説得力に欠けたものになりがちです。

現在多くの医師は、「ジェネリックの有効成分は先発医薬品と変わらない。**しかし、その原料で薬を作る製造ルート、添加物など、薬の製法の細部にわたっては、先発医薬品と大きく違うのではないか**」と考えています。

長期服用する人のためのジェネリック対策

高齢になると、病魔が忍び寄ることがどうしても多くなりますから、薬の世話にならざるを得なくなるものです。薬は体にとっては異物ですから、できれば薬など飲まずに老後を暮らしてゆければ、それに越したことはないのです。

識者の中には、「薬は毒だ」と言い切る人もいます。

あるとき、ドクターのダブル講演会に招かれたことがあります。そのとき私の前にお話しされた先輩医師が、大変興味深い喩え話をして聴衆を魅了していました。さすがに年の功だと、次の出番を待っている私も感心したくらいでした。

その内科医の老医師は、薬は毒だから、自分はあまり患者さんに出さない、それなのに、3錠4錠5錠と患者が症状を訴える度ごとに薬を出す医師がいる、こういう医師はドクターではなく「毒だー」と言って多くの薬を処方することも飲むことも、体にとっては得策ではないと力説していました。

それだけに、どうしても薬が必要になったとき、特に長期療養の場合の服薬の方法には細心の注意が必要です。このジェネリック時代にありながら、長期服用になるのなら、できればその初期だけでも、先発医薬品をお勧めしたいと思います。

もちろん薬には効能と副作用が背中合わせに存在しますから、どんな有名ブランドの薬でも、注意をして飲まなければならないことは当然です。

しかし、多くの臨床実績を経て、薬として全世界で認知されているものであれば比較的安心して飲めるのではないでしょうか？

また、この超高齢社会ですから、できればあまり経費をかけずに、それでいて体に役に立つ薬を処方してほしいと願うのは、患者さんなら当然のことだと思います。

そこで先発医薬品の次にぜひ利用したいのが、前述したオーソライズド・ジェネリック（AG）です。

すでに述べたように、AGは先発医薬品とその有効成分は全く同じはずです。さらにその製法についても、また、添加物などについても、他のジェネリックと違い先発医薬品と変わることはないという保証付きの薬でもあるからです。

ジェネリック最大の魅力は価格の安さ

もちろん、ここまでいろいろな問題が出てきても、ジェネリックには否定できないメリットがあります。それは何と言っても先発医薬品に比べて、薬価が安いということです。

持病があったり急病になったりすると、どうしても医者にかかって治療しなければならず、その治療費が、重くのしかかります。

人は誰でも年をとると仕事が少なくなるわけですから、それにつれて収入も減少してきます。現役を引退した多くの高齢者は、年金などに頼って長い老後を耐えて生きていくので、その場合、治療費の負担は決してばかになりません。

例えば、男性患者のBさんは、55歳のときに突然脳梗塞を発症しました。すぐに手当てをして一命は取りとめたのですが、その後85歳になるまでの30年間、ずっとその後遺症を抱えて闘病生活が続いています。

Bさんは自営業で、国民健康保険に加入しています。発病したときから自己負担は医療費の3割でした。ずっと同じ病院で診てもらっていたのですが、**月々の薬剤料の支払いは1万円近く**かかります。

毎月のことなのでそれは仕方のないことだと思ってきましたが、近頃はだんだんその支払いに負担を感じるようになり、一体この先どのくらい薬にお金がかかるのだろうかと不安になり始めていました。

今までかかった薬代は、1年間で約12万円。30年間で約360万円にもなります。これは自己負担の額ですから、国が負担する分も加えると、彼が飲んでいる薬剤の費用は約1200万円という高額になります。これは大変な金額だと、彼はため息をつきました。

だんだん先細りする収入に不安を覚えた彼は、主治医に「今後はジェネリックを飲むようにしたい」と相談しました。

その後数カ月かけて、彼の体に合うジェネリックを見つけてもらいました。そして病院の窓口で精算をするときに驚きました。

薬代の自己負担額はひと月3000円弱！

彼の負担は大幅に減少したのです。

そして現在は薬代の負担を気にすることなく病院通いを続けて、脳梗塞の後遺症が悪化しないように養生しています。

まさにこの例などは、ジェネリックの恩恵そのものと言うことができるでしょう。

ジェネリックに関する様々な疑問の一方で、こうしたジェネリック時代の現実的な恩恵が、多くの人に享受されていることも事実なのです。

オーソライズド・ジェネリックの最新情報

それでは、ジェネリックの中でも大きくクローズアップされつつあるAG、オーソライズド・ジェネリックの最新情報を紹介しましょう。

まず、AGにはどのような薬があるのか、その一例を挙げてみます。次ページの表をご覧ください。AGの商品名には通常、製薬会社の名前が記されるのですが、ここ

オーソライズド・ジェネリックの最新情報

処方目的	先発 医薬品名	ジェネリック名（AG）	効能・その他
胃腸薬	タケプロン	ランソプラゾール	胃潰瘍、 十二指腸潰瘍
	ムコスタ	レバミピド	胃潰瘍
抗アレルギー薬	アレグラ	フェキソフェナジン塩酸塩	アレルギー性鼻炎、 蕁麻疹
	タリオン	ベポタスチンベシル酸塩	アレルギー性鼻炎、 蕁麻疹
抗精神病薬	パキシル	パロキセチン	うつ病・うつ状態
抗菌薬	クラビット	レボフロキサシン	呼吸器疾患、尿路感染・皮膚感染症
	メイアクト	セフジトレンピボキシル	インフルエンザ菌、 肺炎球菌
抗悪性 腫瘍薬	ティーエスワン	エスワンタイホウ	胃がん、結腸・直腸がん、頭頸部がん、 非小細胞肺がん
	イレッサ	ゲフィチニブ	EGFR遺伝子変異陽性の手術不能又は再発非小細胞肺がん
	ユーゼル／ ロイコボリン	ホリナート	結腸・直腸がん
頭痛薬	イミグラン	スマトリプタン	片頭痛

では個人情報の問題もあり割愛いたします。

もちろんこれ以外にも次々とＡＧが製造されているのですが、そのＡＧがどのようにして製造され販売されているか、ということを克明に述べることはとてもできないのが実情です。

なぜなら、そのＡＧの誕生には、なかなか医療関係者でも理解ができない難しさがあるからです。

例えば、アメリカでＡＧを認可するまでの法的な手続きを調べてみますと、その複雑さがよくわかってきます。

アメリカでは、１９８４年、議員立法によってハッチワックスマン法という法律ができ上がりました。この法律は、新薬の特許を保護し、また後発医薬品の申請と製造がスムーズに行くようにするためのものです。その法律のおかげで、アメリカのジェネリック使用率は、世界一のレベルまで上昇したのです。

また、アメリカでは、先発医薬品の特許が切れてから半年の間、その先発医薬品を作った会社に対してAG製造の特別許可を与えるという情報もあります。

一方、我が国では、AGが初めて発売されたのは2013年6月で、抗アレルギー薬のアレグラのAGが第1号です。

その後、少しずつAGが出始めていますが、特許が切れる前後に、先発医薬品の関連会社がAGを製造販売しているということもあるようです。

それは、新薬を開発した会社の商法上の不利益や、大量に参加してくる後発医薬品会社との競合に対抗できるようにするための処置とも言えるのかもしれません。


いずれにしても、ジェネリックにAGとか三兄弟とかがあることは、それを処方する医師にとっても、服用する患者にとっても、非常に煩わしく、混乱が生ずることは避けられません。

したがって特にAGに関するデータは、薬を処方する医師には十分に浸透するよう提供してほしいものだと思います。

まとめますと、様々な後発医薬品の中でも、長期服用には、先発医薬品に次いで安心して飲める薬としてはＡＧが最も好ましいはずです。

ただし、すでに述べたように、先発医薬品と全く変わらないはずの薬でも、先発医薬品にない発がん性物質が検出されることもあります。

したがって、薬についての知識を広く集めて熟知している主治医をひとり決めて、その医師から情報を徹底的に得て、それから服用するようにしたいものです。

ジェネリックが出た途端、先発医薬品も品不足？

世界的に、薬はジェネリックを使うという風潮が高まっていますが、その一方で不思議な現象が起きています。それは**医療現場で使う薬には、先発医薬品、ジェネリックを問わず品不足が起こる傾向にある**のです。

医療機関は、治療のための常備薬が不足の状態になると、立ちどころに患者の治療に大きな影響が出ます。

抗生物質を例にとって考えてみましょう。入院患者さんなどに繁用されている抗生物質に突然、品不足が発生すると、抗生剤を使う患者さんには急性期の人が多いだけにその影響は計り知れないものがあります。

もっとも、近年この抗生物質の使用にあたっては、世界的に賛否両論あって、慎重を期さなければならないという意見が浸透してきています。それは**抗生剤の繁用によって、多剤耐性菌が発生して、薬が全く効かなくなる恐れがある**からです。

昨今はしばしば重大な感染症が発生し、それを鎮めるためにどこの国も大騒動になることが少なくありません。

もっとも、この抗生剤が、全く無力といっていいくらい効かない病気もあります。

例えば、アフリカを中心として発生するエボラ出血熱（エボラウイルス）をはじめとして世界的な流行を見せるインフルエンザ（インフルエンザウイルス）、その他すでに過去の病気となったと言われているはしか（麻疹ウイルス）、天然痘（天然痘ウイルス）、デング熱（デングウイルス）、ジカ熱（ジカウイルス）、ＳＡＲＳ（ＳＡＲＳコロナウイルス）、エイズ（ヒト免疫不全ウイルス）などのようなウイルス性の疾患に対しては効かないのです。

しかし、その一方で身近な病気で、抗生剤がなければならない疾患があります。それは、高齢になればなるほど発症率が高い**肺炎**です。

我が国でも高齢者の死因を調べてみると、**85歳から89歳までで第1位が悪性新生物、第2位が心疾患、第3位が肺炎**、第4位が脳血管疾患、第5位が老衰です（出典：2017年厚生労働省・人口動態統計・死因順位）。

入院患者さんを診ていてもよくわかるのですが、特に誤嚥性《ごえんせい》の肺炎が高齢者の命を脅かすことが少なくありません。この肺炎は、細菌によって起こることが多く、中でも肺炎球菌による発症が大半を占めています。

こうした高齢者の命を救うために抗生剤は欠かせません。

どこの病院でも、その治療のために多種類の抗生剤を用意しているものです。多くの大学病院でよく使われる抗生物質のひとつに、広範囲ペニシリン系薬のUX（仮名）があります。

その先発医薬品は大変高価で、一度に4V（Vはバイアルと読み、ゴム栓をした薬品ビンの単位）を使うことが多く、その負担は病院や患者さんにとっては少なくありません。

近年、この先発医薬品に対して、ジェネリックが発売されました。

市中病院、中でも開業医の病院や診療所では、このジェネリックに飛びついたものです。つまり、大学病院並みの高度な治療ができると期待して、使用に踏み切ったところも多いと思います。

何より魅力なのは、ジェネリックの価格の安さです。**先発医薬品に比べると半値以下**です。ところが厄介なことが発生しました。

このジェネリックが品不足に陥り、続いてなぜか先発医薬品も品不足に陥ってしまいました。これでは肺炎の治療にも大きな影響が及んでしまいます。

その原因を薬品問屋に問い合わせると、**製造原薬の調達が間に合わない**、という回答が返ってきます。

今まで少なくとも先発医薬品は、長い間大学病院で繁用され、品不足に陥ったことなどないのです。このＵＸ（仮名）だけではなく、こちらもよく病院で感染症治療に使われている薬ですが、注射用第四世代セフェム系薬、セフォゾプラン塩酸塩も品不足に陥っています。

一体、製薬会社に何が起こっているのか、また、なぜ繁用される抗生剤に品不足が起こっているのか。

超高齢社会を迎えて、待ったなしで治療が必要になる肺炎などへの影響を考えると、現場の医師は大変不安を覚えているのです。

いずれにしても薬は、いったん販売されて医療現場で使われるようになった以上は、安定した供給が約束されなければなりません。

常備薬として医師も患者も頼りにしている薬物が突然入手困難になるようでは、その薬の信頼性が著しく低下してしまうのは当然のことです。

ジェネリックの原料は50%を海外に頼っている

厚生労働省の「後発医薬品の原薬調達状況に関する調査結果」によると、**約50%の**

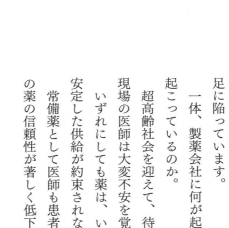

自社もしくは輸入業者を介して粗製品又は最終品を輸入し国内精製または加工したものの調達国別の状況

（平成23年度）

		企業数		購入金額（万円）		成分数	
			構成割合		構成割合		構成割合
合計		255	100.0%	719,377	100.0%	299	100.0%
アメリカ		12	4.7%	4,672	0.6%	15	5.0%
カナダ		4	1.6%	6,115	0.9%	3	1.0%
メキシコ		0	0.0%	0	0.0%	0	0.0%
イギリス		0	0.0%	0	0.0%	0	0.0%
フランス		15	5.9%	2,964	0.4%	13	4.3%
スイス		4	1.6%	231	0.0%	8	2.7%
ドイツ		12	4.7%	68,701	9.6%	12	4.0%
ベルギー		0	0.0%	0	0.0%	0	0.0%
イタリア		15	5.9%	10,364	1.4%	15	5.0%
スペイン		3	1.2%	4,081	0.6%	3	1.0%
ハンガリー		0	0.0%	0	0.0%	0	0.0%
チェコ		1	0.4%	1	0.0%	1	0.3%
スロベニア		0	0.0%	0	0.0%	0	0.0%
イスラエル		4	1.6%	6,133	0.9%	4	1.3%
中国		104	40.8%	173,638	24.1%	110	36.8%
韓国		25	9.8%	187,384	26.0%	35	11.7%
台湾		6	2.4%	10,131	1.4%	9	3.0%
インド		36	14.1%	215,723	30.0%	50	16.7%
タイ		0	0.0%	0	0.0%	0	0.0%
インドネシア		1	0.4%	140	0.0%	2	0.7%
ベトナム		2	0.8%	844	0.1%	4	1.3%
その他	アイルランド	1	0.4%	2,171	0.3%	1	0.3%
	オランダ	1	0.4%	1,556	0.2%	1	0.3%
	スウェーデン	1	0.4%	10	0.0%	1	0.3%
	ルーマニア	1	0.4%	1,696	0.2%	1	0.3%
	オーストリア	3	1.2%	1,591	0.2%	3	1.0%
	マレーシア	1	0.4%	1,994	0.3%	1	0.3%
	サウジアラビア	1	0.4%	1,500	0.2%	2	0.7%
	ブラジル	1	0.4%	200	0.0%	3	1.0%
	東南アジア	1	0.4%	150	0.0%	1	0.3%
	ペルー・その他	N.A	0.0%	17,388	2.4%	1	0.3%

（注）企業数、購入金額、成分数の合計欄は、各回答を足し上げた数値である。

出典：厚生労働省

自社もしくは輸入業者を介して調達した輸入原薬をそのまま使用する場合の調達国別の状況

（平成23年度）

		企業数		購入金額（万円）		成分数	
			構成割合		構成割合		構成割合
合計		1539	100.0%	6,635,569	100.0%	1893	100.0%
アメリカ		57	3.7%	243,793	3.7%	64	3.4%
カナダ		2	0.1%	22,697	0.3%	2	0.1%
メキシコ		18	1.2%	17,773	0.3%	23	1.2%
イギリス		7	0.5%	2,792	0.0%	7	0.4%
フランス		54	3.5%	97,469	1.5%	80	4.2%
スイス		43	2.8%	177,892	2.7%	47	2.5%
ドイツ		47	3.1%	54,794	0.8%	61	3.2%
ベルギー		1	0.1%	101	0.0%	1	0.1%
イタリア		332	21.6%	592,812	8.9%	426	22.5%
スペイン		101	6.6%	659,558	9.9%	127	6.7%
ハンガリー		47	3.1%	559,413	8.4%	58	3.1%
チェコ		16	1.0%	52,840	0.8%	32	1.7%
スロベニア		10	0.6%	35,513	0.5%	12	0.6%
イスラエル		53	3.4%	233,226	3.5%	74	3.9%
中国		245	15.9%	815,755	12.3%	265	14.0%
韓国		226	14.7%	2,060,048	31.0%	298	15.7%
台湾		37	2.4%	60,445	0.9%	43	2.3%
インド		173	11.2%	475,182	7.2%	194	10.2%
タイ		0	0.0%	0	0.0%	0	0.0%
インドネシア		0	0.0%	0	0.0%	0	0.0%
ベトナム		0	0.0%	0	0.0%	0	0.0%
その他	アルゼンチン	2	0.1%	39,396	0.6%	2	0.1%
	オランダ	9	0.6%	51,716	0.8%	9	0.5%
	デンマーク	5	0.3%	7,297	0.1%	5	0.3%
	ノルウェー	1	0.1%	21,582	0.3%	1	0.1%
	フィンランド	14	0.9%	29,558	0.4%	15	0.8%
	ブルガリア	1	0.1%	3,930	0.1%	1	0.1%
	ポーランド	10	0.6%	31,722	0.5%	13	0.7%
	ポルトガル	4	0.3%	229,326	3.5%	5	0.3%
	マルタ	2	0.1%	2,200	0.0%	2	0.1%
	クロアチア	1	0.1%	4,316	0.1%	1	0.1%
	オーストリア	1	0.1%	9,600	0.1%	2	0.1%
	マレーシア	1	0.1%	487	0.0%	1	0.1%
	シンガポール	2	0.1%	3,659	0.1%	2	0.1%
	プエルトリコ	1	0.1%	4,900	0.1%	1	0.1%
	ブラジル	3	0.2%	16,669	0.3%	3	0.2%
	その他（※）	13	0.8%	17,108	0.3%	16	0.8%

※イスラエル、中国、韓国、インド、ポーランドの合計

（注）企業数、購入金額、成分数の合計欄は、各回答を足し上げた数値である。

出典：厚生労働省

原料を海外に頼っていることが明らかになりました。

2011年の調査ですので、統計から現在まで少し時間は経っていますが、これで我が国の薬の原料についての状況がだいたい推察できると思います。

薬として薬価収載され、実際に診療に使うことが許可されたジェネリックは、この時点で**7723品目**ありました。そのうちの**3672品目の原料が、海外からの輸入に頼っている**という状況が明らかになりました。

ジェネリックは、**原薬そのものを輸入して国内で製造する場合と、原薬を輸入先の国で一部加工して、いわゆる粗製品にして輸入する場合**があります。

さらに、**薬として完成させた最終品を輸入する場合**もあります。

例えば、粗製品と最終品をどこの国からどれくらい輸入しているかを調べてみましょう。これを相手国の仕入先企業の数で比較してみることにします。

その結果は次の通りです。

第1位　中国　　　40・8%（仕入先企業数104社）

第2位　インド　14・1％（仕入先企業数36社）
第3位　韓国　9・8％（仕入先企業数25社）
第4位　フランス　5・9％（仕入先企業数15社）
　　　イタリア　5・9％（仕入先企業数15社）
第6位　アメリカ　4・7％（仕入先企業数12社）
　　　ドイツ　4・7％（仕入先企業数12社）

この統計を見ても、**我が国のジェネリックの原薬調達は自給自足からは程遠く、近隣諸国に頼っているのが現状である**ことがよくわかります。

一方、この厳しい状況の中で原薬そのものを輸入して自社で製品化している企業もないわけではありません。しかし、すでに少子高齢化を迎えた国内事情を考えると、この製品化も人手不足などに悩まされて、容易ではなくなる時代がやって来るのかもしれないと、不安になってきます。

輸入した原薬をそのまま使う場合の輸入先を、企業数をもとに挙げてみると、一番多いのはイタリアで21・6％、第2位が中国で15・9％、第3位が韓国で14・7％、以下、インド11・2％、スペイン6・6％、アメリカ3・7％、フランス3・5％などの順でした。

ただし、これが取引金額で比較してみますと、第1位が韓国で31・0％と断トツです。続いて中国の12・3％、スペインの9・9％と続いています。

患者の急変に「薬を替えて！」と絶叫した看護師長

入院患者さんの容態が急変した場合は、医師も看護師も病棟スタッフも心に動揺が走るものです。まして、ベッド際で見守っている家族が、その状況にすすり泣きの声を上げようものなら、経験の浅い医師などはただオロオロするばかりのことも少なくないものです。

私にもつらい覚えがありますが、初めての当直のときには、仮眠を取るどころか一晩中一睡もせずに、ただただ何事もなく、無事に責任が果たせることを祈るばかりの気持ちで待機していました。

そうした状態のときに「先生、急変です！」という声が当直室のインターフォンに流れようものなら、動悸がするのが、自分でも情けないくらいハッキリとわかったものでした。

それから何十年経ったことでしょうか。しかし何度同じように病棟からの緊急連絡の声を聞いても、その緊張感は昔も今も変わることはありません。

「先生、急変です！」と、その日の深夜も当直室に緊急連絡が流れました。

急いで白衣を身にまといナースステーションに駆けつけると、モニターを流れる心臓や呼吸の波形は、容易ならない患者さんの容態を示しています。血圧はすでに60㎜Hgを切っており、心臓の波形にはいつ、心停止がきてもおかしくない心室細動の波形が見え始めています。

すぐさま病室に駆けつけると、「**先生、薬を替えてください！**」と看護師長が叫ぶように言いました。その声に弾かれるようにして私は頷きます。

近年の超高齢社会では、こうした光景が毎晩のように起こるようになってきているのです。

薬の処方に関する判断では、医師と看護師の間には若干の違いがあるかもしれません。現在では国民皆保険の中で保険診療については様々な制限があります。検査の仕方、薬の処方の仕方など、いろいろな面で制約があります。

そうしたことを知っているのは、患者さんの体に聴診器を当てている医師のほうですから、看護にあたっている看護師とは、考え方に多少の違いがあるのは仕方のないことなのです。

師長のようにベテランの看護師になると、そうした医師の苦労についてある程度の理解をしてくれるものです。つまり、保険では使うことが難しい薬が存在することを、よく承知しているのです。

その良き理解者であるはずの師長でも、患者の容態が変わると金切り声を上げて、私にもっと効き目の良い薬を使えと訴えてくるのです。それは、何とか患者さんを助けたいという、看護師の本能から発する言葉でもあるのです。

そんな師長の心を察すると、一瞬、薬の処方に戸惑い、迷うことがあっても、結局最高の緊急薬を使うことになるものです。

そのときには、頭の中からまたたく間に、患者さんが生活保護受給者であることも、低所得者であることも消えてしまい、使うことが制限されている薬に、反射的に手が伸びるものです。それは臨床医のいわば宿命のようなものです。

当直の夜思い知るジェネリックのピン・キリ

人は危篤状態に陥ると、急性循環不全が体に襲いかかります。それによって体はショック状態に陥り、容態は一気に悪化します。このようなときに医療の現場で必ずと言っていいほど繁用されているのは**ドパミン塩酸塩**という薬です。

「ドパミン」は医学用語ですが、生理学では一般的に「**ドーパミン**」と言います。その成分は脳の中枢神経系から分泌されるカテコラミンと呼ばれる物質と同じものです。

このドーパミンは人の心の意欲や、やる気を起こさせ、また幸福感やときめきを誘起するはたらきに関係していて、俗に「快楽物質」などとも呼ばれています。

一方、薬物としての人体に対する作用としては、血圧を上昇させる、心不全を改善させ腎臓から排出する尿量を安定させる、などのショック状態を改善するはたらきがあるのです。

したがって、循環血液量減少性ショックや心原性ショック、それに出血性ショックなどが起きたときの救命救急処置に使われています。さらにこの薬は、アドレナリンやノルアドレナリンという交感神経の神経伝達物質の、前駆物質（原料）になることもわかっています。

このドパミン塩酸塩には、有名な先発医薬品のＡＺ（仮名）があり、救命救急の現場では繁用されています。一方、ジェネリックも多数製造され出回っています。

その中の代表格がＢＷ（仮名）です。ＡＺを使うかＢＷを使うかは、医師の判断と病院の経営状態によります。

なぜなら、**先発医薬品のＡＺは後発医薬品のＢＷに比べると、４倍も値段が高い**のです。救急カートの中からこのＡＺが毎晩のように激減していくようでは、病院の経営が圧迫されるばかりではなく、そんなに毎晩患者さんが危なくなるのか？　と、ヤブ医者の噂が立ちかねません。

それに、あまり先発医薬品のＡＺばかり使っていると、役所から目をつけられること必定です。懐と評判と役所の目を気にしながら、当直医は今夜も悪戦苦闘しているのです。

しかし、患者さんの命を考えると、やはり先発医薬品のＡＺに手が伸びるのは医師の習性と言ってもよいでしょう。どうしても効き目のあらたかなものには、魅力を感じてしまいます。

このように医師は、先発医薬品とジェネリック、両者の効能に差があることをしばしば体験しています。両者の効能書きを見る限りでは、全く差はないように見えるのに、実際に急迫した患者さんに投与してみると、その効き目の違いに愕然《がくぜん》とすることが少なくありません。

これは、実際に治療にあたっている医師にしか、わからないことかもしれません。**緊急薬の中には、倍以上の効き目を感じるものもあります**。何よりもその薬の効果を一番感じているのは患者さん自身です。

ともかく、注射を打った瞬間から、みるみるうちに血圧が上昇し、脈拍が安定し、血液中の酸素濃度が上昇し始めるのを見ていると、とても先発医薬品以外を使う気にはならないものです。

特に、患者さんが危篤状態に陥った当直の夜などは、長い間使い慣れた自家薬籠中《じかやくろうちゅう》の特効薬をつねにそばに置いて、常備薬にしたいと思うものです。

先発医薬品にもジェネリックにも副作用報告が増えている

すでに述べてきたように、どんな薬でも副作用はつきものです。全く副作用のない薬などはないと考えてよいでしょう。したがって、薬はよく「諸刃の剣」という言葉で表現されることがあるのです。

体に忍び込む病魔を撃退するために、薬物は素晴らしい効能を発揮することがあります。しかしその反面、薬の副作用によって体が逆に傷つけられ、皮肉にもその副作用のために、また薬を飲まなければならなくなるということもあります。

もちろん、薬はできるだけ副作用が少ないに越したことはありません。我々医師は、医療の現場で、その副作用が少ない薬を選び、安全に処方するように絶えず細心の注意を払っているものなのです。

さて、この「薬の副作用」ですが、大変気になる現象が起きています。

最新のメディアの報道によると、この**「薬の副作用」が以前に比べて非常に多く報告されるようになっている**のです。

その情報は、厚生労働省所管の医薬品医療機器総合機構（ＰＭＤＡ）の資料に基づくものです。

それによると、**厚生労働省が医療機関から収集する薬の副作用に関する情報は、年間４万〜６万件に上る**ようです。

例えば２０１４年から２０１７年の推移を見ると、約４万９０００件、約５万１０００件、約５万６０００件、約６万１０００件、と増え続けています。

こうした情報をもとに、ＰＭＤＡでは重要な事例を選択、精査した上で、年間４００〜５００件の安全情報改訂指示を、製薬会社に出しているといいます。

しかし、この先さらに徹底した情報の通達が必要と、ＰＭＤＡは考えているようです。

今後はこの副作用に関する情報は、治療にあたっている医師や、薬の製造元にあたる製薬会社からだけではなく、薬を服用している患者やその家族からも、積極的に収集するという方針に切り替えていくと伝えられています。

これだけ薬に関する副作用が報じられるようになってくると、全ての薬について、その安全性を確認するための治験が必要になってきます。

つまり、たとえ先発医薬品と全く瓜二つの薬であるといわれているオーソライズド・ジェネリックのＡＧ１型として紹介した薬であっても、ジェネリックを販売するときには再度、治験が必要になってきたと考えられるのです。

このＡＧ１型は、前述のように、先発医薬品のデータをそのまま使って複製をするように作られているはずです。したがって、効能に関しても副作用に関しても、全て先発医薬品のエビデンスをもとにしています。代表的な治験である生物学的同等性試験も、このジェネリックの製造にあたっては免除されているのです。

しかし、安全と信じられてきたこのような薬を含め、医薬品全体にこれほどまでに副作用が報告され、さらにはジェネリック医薬品の一部からは発がん性物質が検出されるような時代になってくると、安閑《あんかん》としてはいられません。

先発医薬品・ジェネリックにかかわらず、つねに副作用のことを頭に置いて、患者さんは医師と相談することが必要です。

薬の情報には自らアンテナを張ることが必要

さて、このまま国のジェネリック使用率が上昇を続けると、近い将来市場に出回る薬の大半がジェネリックになる可能性が出てきました。

国が2020年までに、今使われている医薬品の80％をジェネリックにしようと決めていることはすでに述べた通りです。

しかし、これだけジェネリックの効能や副作用がメディアなどでも取り上げられ、話題になっているときなのです。それに、ジェネリックを積極的に勧めない、という医者が多数いる状況では、ジェネリックの詳しい情報を患者さん自ら集める必要があります。

そのために、信頼できる医師や薬剤師に相談することはもちろん必要なのですが、果たしてそれだけで満足できる回答が得られるかどうかということははなはだ疑問です。

なぜなら、医師にしろ薬剤師にしろ、立場上、ジェネリックに関して本音で解説をしてくれるかどうかということになると、大変難しい問題をはらんでいるからです。

今はネット社会ですから、薬に関して患者さんも相当の情報を得ることができるようになりました。

実際に今自分が処方されている薬に関しては、大半の人がスマホなどを使って、その薬の成分や薬効、あるいは服用の仕方や副作用に関しても、相当の知識を得られるはずです。

高齢になってくると、とかく自分で調べ物をするのが負担になり、ついつい人に頼るような状態になりがちですが、それはこれからのジェネリック時代にはふさわしくない姿勢です。

年をとっても、できるだけ最新の情報にアンテナを張って、今自分が服用している薬の安全性や効能を確認し、さらにはその薬以上に効果があり、なお安全性が高い薬があるのであれば、その薬への切り替えをはかるためにも、しっかりとした情報を集めなければならないと思います。

ジェネリックを選ぶのは医師？ 薬局？ 患者？

現在のように、病院からジェネリックを処方されることが多くなってくると、患者さんにとって頼りになるのは、いつも薬剤師が常駐している薬局です。

入院している場合には、どこの病院や診療所にも院内薬局があって、その薬局で内服薬や外用薬が出されます。

一方、外来にかかる場合には、今ではほとんど院外処方で、病院の外部にある薬局から、その処方箋をもとに薬をもらうことが多くなりました。

さて、その病院の医師から処方される処方箋には、外来の場合には2種類あると考えられます。

ひとつは、**医師が処方箋にコンピュータあるいは手書きで、直に薬の商品名とその使用量、あるいは服用方法を記載し、患者さんに手渡す場合**です。

この処方箋では、医師がすでに商品名を全て書き込んでいますから、患者さんはそれによって処方された薬が先発医薬品なのか、ジェネリックなのか、ということはすぐにはわかりません。

しかし、今まで飲んでいた薬と違う場合には、まず処方した医師に聞くのが一番です。医師から聞き漏らした場合には、薬局の薬剤師に尋ねることになりますが、おそらく多くの薬局では薬剤師がていねいに対応してくれるはずです。

ですが、そこで**自分の処方された薬がジェネリックであることがわかり、先発医薬品に替えてもらおうとしても、それは薬剤師にはできません。**

もう一度病院に戻って、主治医に相談するしかないのです。

中には、**薬局でジェネリックを出されたことに、苦情を述べる患者さんもいるようですが、もし薬に対する希望があるのであれば、病院で診察してもらったときに、医師に言うべき**なのです。

薬局の薬剤師は、その医師の処方に従って薬を出すだけですから、薬の変更を勝手にするようなことは絶対にできないのです。

もうひとつ、最近は厄介な処方箋があります。

患者を診ている主治医の側にも、病院内部の事情、あるいはできるだけジェネリックを利用するようにという国家戦略、そういった背景があります。しかしそのためにジェネリックを多用すると、現状ではどうしても患者さんの不満が絶えないという事情もあり、その処方箋に、ひと工夫もふた工夫もしなければならないことが、多くなってきているのです。

その苦肉の策として考えられたのが、**処方箋に商品名ではなく一般名（その薬に含まれている成分）で記載するという方法**です。

つまり、医師は患者さんにこの薬を飲みなさいと強要するのではなく、**患者さんに服用する薬の選択を任せる**のです。

患者さんがその処方箋を持って薬局に行くと、薬剤師のほうから、「**この成分名の薬剤には、先発医薬品とジェネリックがありますが、どちらになさいますか？**」という質問を受けることになります。

今の世間の風潮では、多くの薬局はおそらく、成分も製法も効果もほとんど変わりがないので、先発医薬品ではなくジェネリックにしたほうがいいのではないか？　と勧めると思います。

ここでも、国を挙げて薬のジェネリック化を進めようとする国家戦略と、なおかつジェネリックの使用率が高くなれば高くなるほど、薬局に対して手厚い調剤点数の加算がなされるようなシステムになっているということが、少なからず影響していると思います。

ざっくばらんに言えば、**ジェネリックを患者さんに出せば出すほど、薬局の収入が増える**ということになるわけです。

おそらくこの場合は、薬局側とそれを受け取る患者さんとの間で、いろいろなトラブルが発生するのではないかと想像されます。中には、どうしても先発医薬品を飲みたいと主張する人もいるでしょうし、あるいはジェネリックの内容について、徹底的に質問攻めにしてくる人もいるでしょう。

しかし、最後に薬をもらうのは、料金を払っている患者さんなので、薬剤師がジェネリックを強要したりすることは絶対にありません。

いくら説得しても、患者さんにジェネリックを飲む意思がないことがわかれば、従来通りの先発医薬品を出すことになります。

こうした混乱の根源は、病院の医師が書く、大変優柔不断な処方箋にあることは間違いありません。もっとも、忙しい診療の合間を縫って、ひとりひとりの患者さんに先発医薬品とジェネリックの違いを説明することは、相当骨が折れることです。それでも患者さんにジェネリックを投薬する場合には、まず薬局、薬剤師に負担をかけないように、医師自身が責任を持って処方の管理をすべきなのです。

第3章
ジェネリックでも効く薬はあるのか？
現役医師の採点

世界の三大特効薬とそのジェネリック

ジェネリックの時代における薬選びを考える上で、いわゆる「いい薬」とは何か、改めて確かめておきましょう。

いい薬の代表と言えば、まず挙げられるのがいわゆる「**特効薬**」です。

世界には、今まで人類を救ってきた数々の「特効薬」が存在します。医師がその効能に全幅の信頼を置き、常備薬としている薬たちです。その中でも、世界中の医師が命の危機を救う薬として認めている医薬品を、三つほどご紹介します。

一つ目は、第1章でもご紹介した「**アスピリン**」です。

この薬が古代ギリシャで使われるようになってから2000年の歴史がありますが、その後、このアスピリンの原料をベースとして素晴らしい薬が開発され、人類の長寿に少なからず影響を与えてきました。

それは「**バイアスピリン**」です。

バイアスピリンは、アスピリンを原料として作られたいわゆるジェネリックなのですが、数あるジェネリックの中ではまさに〝**ジェネリックの貴族**〟と呼ぶにふさわしい薬品だと言えます。

このバイアスピリンには、抗血栓作用があることがわかっています。

つまり、血液をサラサラにする効果が大きく、血管の中に血栓などが形成されることを防ぎ、心筋梗塞や脳梗塞などの予防に大きなはたらきをします。

現在は動脈硬化症の予防に使われるだけではなく、心筋梗塞や脳梗塞発症後の再発を防ぎ、また後遺症を改善するために繁用されている優れものなのです。

次に忘れてはいけないのは「**ワーファリン**」という先発医薬品とそのジェネリックです。血液サラサラというとワーファリンの名前を思い浮かべる人も多いと思います。

この薬の誕生にも数々のドラマがあります。

そもそもはアメリカで、ある地方の牧場の牛が大量出血をして死亡するという事件がしばしば起こったことが、この薬の開発の始まりでした。これはスイートクローバー中毒と呼ばれていました。やがてその原因が、牧草に寄生するカビのジクマロールによるものであることが突き止められました。

こうした自然界の現象を、長い期間をかけて研究した結果、**血液凝固のからくりに、このジクマロールが大きく関係していることが判明**し、その後、多くの研究者の努力によって、血液サラサラの医薬品になったのです。

アメリカでは当初、ネズミの駆除剤などに使われていましたが、長い研究期間を経て、やがて人体の血栓を予防する薬として開発されました。

今ではバイアスピリンと並んで医療現場では広く用いられていますが、**実は、この世界に誇るワーファリンは日本の製薬会社が発売している先発医薬品です。**

このワーファリンにも多くのジェネリックがすでに製造され世に出回っています。

しかしこの薬を服用する場合には、ひとつ注意しておかなければならないことがあります。それは、**ワーファリンの血液の抗凝固作用を弱める食品がある**ことです。投薬を受けた経験のある人ならよく知っていると思います。

納豆やクロレラ、それにあま海苔（黒海苔の総称で、浅草海苔など）、しそ、ほうれん草などの食品は、ワーファリンに含まれている成分のワルファリンカリウムと拮抗してそのはたらきを弱体化させるビタミンKを体内で生産するといわれていますから、薬を服用している間は、食事に注意しなければなりません。

特効薬の三つ目は、かのノーベル賞と非常に関係が深い「**ニトログリセリン**」です。この原料については数多くのエピソードと、薬としての誕生秘話が語り継がれています。

スウェーデンのアルフレッド・ノーベルが、１８６６年にダイナマイトを発明し、その35年後にノーベル賞が創設されました。その後、医学の研究者によってこの危険な物質から、人類の救世主ともいえる特効薬が作り出されたのです。

三大特効薬のうちのバイアスピリンとニトログリセリンについては、項を改めて詳しく説明します。

人類の寿命を決める動脈硬化の特効薬

高齢になってくると、血液をサラサラにしておくことが極めて大切です。なぜなら、ドロドロとした血液が体内の血管を流れているようでは、いつどこでその流れが滞り、突然体に大きな変化をもたらすか、わからなくなるからです。

その変化のうちで一番危険なのは心筋梗塞、狭心症などの心臓疾患と、脳梗塞などの脳疾患です。

心筋梗塞は、心臓に栄養を送っている冠状動脈が詰まってしまう病気です。

その結果、心臓の筋肉に栄養素のみならず酸素も供給されなくなりますから、あっという間に命を危険に晒すことになってしまいます。

また脳梗塞は、脳の血管の一部の流れが何らかの原因によって閉塞してしまう病気です。放置しておくとやがて脳細胞そのものが死滅してしまいます。

そうした大病を防ぐためにも、体を流れる血液はいつもサラサラと流れていることが大切なのです。

人間の体には太い血管から毛細血管に至るまで、全身に血管の網が巡らされているといってもよいくらいに、血管だらけの状態なのです。その**血管をつなぎ合わせると、なんと10万キロメートル**に及び、これは、地球を2周半ほどする長さに相当します。

さてこの血管には弱点があります。

それは、年齢とともに動脈硬化を起こすことです。

血管は外側から外膜、中膜、内膜の三層構造になっているのですが、その中膜の部分にコレステロールやその他の老廃物が蓄積していくという特徴があります。

そうした物質が蓄積すると、血管は硬化して弾力性を失い脆くなります。

その結果、血液の流れにも大きな影響を与えることになり、そのまま放置しておくといわゆる動脈硬化症が進行して、やがて血管内に、俗に言う血糊《ちのり》ができます。この血糊が心臓の血管や脳の血管に流れていき血流を阻害して、しばしば不可逆的《ふかぎゃくてき》な変化を起こして命を脅かすことになるのです。

長生きをするためには、この動脈硬化をできるだけ防ぎ、食生活やその他の生活習慣に気を付けなければなりません。

この動脈硬化を防ぐために、すでに紹介したように、優れものの薬があるのです。それは、アセチルサリチル酸、またの名をアスピリンと呼んでいる物質を原料として作られたジェネリックのバイアスピリンです。

未だこの薬を上回る動脈硬化の予防薬を人類は手に入れていません。

アスピリンが2000年以上の歴史を持って人類の生命を守るために役立ってきたことはすでに第1章で説明した通りですが、バイアスピリンはそのアスピリンから作られており、ジェネリックと言っても先発医薬品そのものだと言ってもよいくらい人類の血液をサラサラにするために貢献しています。

バイアスピリンの血液サラサラ効果は、アメリカをはじめとする世界のシンクタンクですでに認知されており、動脈硬化の治療や、また将来、動脈硬化を起こす可能性のある患者さんに対しても積極的に投与されています。

例えば狭心症、心筋梗塞、あるいは脳梗塞などの予防のため、あるいはそれらの病の発症後の再発を予防するために今では非常に幅広く使われています。

年をとって明らかに動脈硬化症を患っていることが判明した場合には、主治医とよく相談の上バイアスピリンの服用を考えるべきだと思います。

心臓の守り神「ニトログリセリン」

狭心症発作の不安を抱えている方は、ぜひポケットに常備薬として忍ばせておきたい心臓の薬があります。

それがダイナマイトの原料であるニトログリセリンから生まれた特効薬です。

皮肉な話ですが、戦争という悲劇で数知れず人類の命を奪ったあの爆弾のダイナマイトが、その後心臓に対する薬効があるのではないかと研究されて、ついに狭心症の特効薬として世に出たのです。

ノーベルがダイナマイトを発明してから、実に約130年ほど経ってからのことでした。

その薬理作用を突き止めたアメリカの3人の研究者に対して、1998年にノーベル生理学・医学賞が授与されました。

この狭心症に効果がある薬の先発医薬品は**ニトロール**、あるいは**ニトロールR**として世界中で多くの患者さんに処方されてきました。

また、そのジェネリックも数多く製造され、現在も幅広く投薬されています。

実際に今、医療の現場で使われているジェネリックのひとつに、**ニトロペン**があります。このニトロペンの生みの親もニトログリセリンです。

この薬は舌下錠として使われます。狭心症の発作を起こしたときに、舌下に含ませることによって発作の症状を和らげることができるのです。

それはニトログリセリンが持つ、**心臓の冠状動脈を拡張し、冠血流量を増加させる作用**によるところが大きいのです。

狭心症の他には、心筋梗塞、心臓喘息、アカラシアと呼ばれている食道の機能障害の一時的寛解などに用いられています。

いずれにしても、狭心症をはじめとする心臓発作は秒単位で症状が悪化しますから、まずはその発作を抑えて、速やかに専門医の診断治療を仰ぐ必要があります。

当然ですがニトログリセリン製剤だけで、病気を根本的に治すことはできません。

特に心筋梗塞の場合には、直ちに外科的な処置を行わなければならないこともあります。

しかし、救急車で搬送される、あるいは家族などに付き添われて病院に駆け込むまでの間、このニトロペンが強い味方になることは間違いありません。

厚生労働省の2017年の調査によると、**急性心筋梗塞で亡くなった人は年間3万4950人**でした。これを一日に換算すると約96人になります。

男女比で見ると男性は1万9975人、女性は1万4975人で男性のほうが多いのですが、いずれにしても一日に約100名の人が急性心筋梗塞で亡くなるということは由々しきことです。

一方、世界に目を転ずると、この心疾患で亡くなる人が一番多いことがWHOの統計でも明らかになっています。その世界の死因については、別表で詳しく説明しますが、我が国の死因と比べてみると、あまりにも大きな差があることに驚きを隠せませ

世界の死亡原因トップ10

（WHO、2016年調べ）

1位	虚血性心疾患
2位	脳卒中
3位	慢性閉塞性肺疾患 （COPDと呼ぶ）
4位	下気道感染症 （肺炎、急性気管支炎など）
5位	アルツハイマーその他認知症
6位	気管・気管支・肺がん
7位	糖尿病
8位	道路交通傷害
9位	下痢性疾患
10位	結核

注釈

①2016年の全世界死亡者数は5,690万人

②2016年1位の虚血性心疾患及び、2位の脳卒中の死亡者数の合計は1,520万人

③1位と2位の死亡原因は過去15年間世界の主要な死亡原因であり続けている

④糖尿病では160万人が死亡し、過去16年間に60万人増加している

⑤認知症による死亡は過去16 年間で倍以上の死亡者数になった

⑥下気道感染症（肺炎や急性気管支炎）は、感染症の中でも最も死亡率が高い疾患であり、世界で 300万人が死亡している

⑦下痢性疾患は、子供の死亡の大きな原因になっている。ロタウイルスなどの感染により脱水症を起こして死に至ることが多い。2016年には140万人が死亡している

⑧結核も2016年に130万人が死亡し、依然トップテンに名を連ねている危険な病である

日本の死亡原因トップ10

（厚生労働省、2017年調べ）

1位	悪性新生物（腫瘍）
2位	心疾患
3位	脳血管疾患
4位	老衰
5位	肺炎
6位	不慮の事故
7位	誤嚥性肺炎
8位	腎不全
9位	自殺
10位	血管性等の認知症

注釈

①2017年の全死亡者数は1,340,397人

②1位の悪性新生物での死亡者数は373,334人であった。このうち男性は220,398人、女性は152,936人

③がんの部位別死亡順位は、
1位：肺、2位：大腸、3位：胃、4位：膵臓、5位：肝臓
男女別では、
男性：肺、胃、大腸、肝臓、膵臓
女性：大腸、肺、膵臓、胃、乳房

④超高齢社会を反映して老衰で亡くなる人が4位にランクされるようになり、その死亡者数は101,396人であった

⑤肺炎は世界の死因でも上位にランクされているが、我が国では2017年度96,841人亡くなっていて増加傾向にある

⑥誤嚥性肺炎も長寿社会に見られる現象のひとつで、死亡者数は35,788人に上り、今後とも増加が予測され、注意しなければならない重大疾患のひとつである

⑦我が国では自殺者の数が2017年20,465人に上り、先進国の中では決して少ない数ではないことが懸念される

ん。そして、いかに人類が狭心症や心筋梗塞という病に脅かされているかということを、改めて痛感します。

とにかく、平素から心疾患を発症しないように細心の注意を払い、特に血圧の不安定な場合には、そのコントロールに留意しなければなりません。

力強い味方となる四つの抗菌薬ジェネリック

ここまで述べた三大特効薬のジェネリックのほか、臨床の現場で使われる薬の中では、抗菌薬の存在はじつに大きいと言わなければなりません。

この抗菌薬については、第2章ですでに述べた通り、その繁用により多剤耐性菌発生の問題があって、できるだけ使用を控えるべきだという風潮が世界的に広がっていますが、それでも急患や入院患者さんの容態如何によってはどうしても抗菌薬を使わなければならないときがあります。

この抗菌薬は、感染症を起こして体内で猛威をふるっている数多くの細菌と戦うわけですから、どの細菌にも対応できるような薬効のある抗菌薬を常備薬として医療機関は備えておかなければならないのです。

このように幅広くいろいろな細菌に効く効能を持った抗菌薬は、広域抗菌スペクトルを持つ抗菌薬と呼ばれています。

抗菌薬は一種類にとどまらず、何種類も備え、使い分けています。

従来、信頼度が高いのは、やはり新薬として開発された先発医薬品でしたが、最近ではジェネリックの中にも、なかなかの実力を持った薬剤が見受けられるようになりました。

具体的に医師が、この抗菌薬のジェネリックなら、と安心して使える薬を挙げておきます。

○チエクール

先発医薬品はチエナムという名前で知られています。これはカルバペネム系抗生物質製剤に属します。この薬剤は抗菌作用が広範囲で、肺炎球菌やレンサ球菌、大腸菌をはじめとして体内に侵入した多くの細菌を殺傷する力があり、臨床の上では非常に力強い味方になっています。

○セフタジジム

これは第三世代セフェム系の抗菌薬です。先発医薬品はモダシンですが、緑膿菌に強い抗菌作用があり、尿路感染症や肺炎、肺膿瘍、敗血症などに使われています。

○シプロフロキサシン

先発医薬品はシプロキサンといいますが、ニューキノロン系に属する抗菌薬です。ブドウ球菌やレンサ球菌、肺炎球菌などに強い作用を持ち、内服薬としてよく用いられています。

○レボフロキサシン

先発医薬品はクラビットと呼ばれています。こちらもニューキノロン系に属します。

シプロフロキサシンと同じように内服薬として使われ、病状によってシプロフロキサシンと使い分けられることが多い薬です。

このほかジェネリックの抗菌薬は数多く発売されていますが、今ここで挙げた薬品はおそらくジェネリック自身も胸を張ってその効能を自画自賛できる、優れた抗菌薬ではないかと思います。

特に、注射薬のチエクールとセフタジジムは、この超高齢社会でますます増えてくると思われる誤嚥性肺炎の治療に、大きな力を発揮すると期待できます。

風邪に抗菌薬は効かない!? ～正しい抗菌薬の使い方とは?

第二次世界大戦を境にし、多くの抗菌薬が次々と発見されました。人類の寿命がこの70年の間で飛躍的に延びたのも、その恩恵によるところが大きいと思います。

「ストレプトマイシン」が発見され広く使われるようになってから、世界的に「死の病」と言われ恐れられていた結核が激減しました。

また「ペニシリン」が発見されてからは感染症で命を落とす人も少なくなりました。

ですがその反面、抗菌薬にはしばしば重大な副作用が発生することもありました。

ストレプトマイシンの代表的な副作用は難聴でした。

ペニシリンでは、アナフィラキシーショックを起こしての死亡事故が発生し、ペニシリン・ショックとして恐れられたこともあります。

こうした副作用については、他の薬と同様にしっかりと改良しながら、我々は病魔に打ち勝ち、20〜21世紀の間抗菌薬の恩恵にあずかってきたわけです。


しかしここにきて、抗菌薬を「使いすぎた」ために、大きな問題が発生しています。

病原菌の防衛機能は想像以上に強力で、抗菌薬に打ち勝って生き続ける「**耐性菌**」が生まれてしまったのです。

つまり、せっかく抗菌薬を発見したと歓喜しても、たちまち効果がなくなってしまうのです。するとまた人類は英知を集め新しい抗菌薬を開発する……そんなイタチごっこが起こっています。

WHOは、この耐性菌の発生を抑制するために、できるだけ抗菌薬の使用を制限すべきだと注意を促しています。

こうした病原菌との戦いには、とても先発医薬品だけでは対応しきれないことが多く、数多くのジェネリックが次から次へと開発されています。

つまり、病原菌との戦いには、先発医薬品とジェネリックの共同作戦で、人類の命を救うために立ち向かわなければならないと考えてよいでしょう。前項で紹介した「チエクール」をはじめとするジェネリックは、その先兵として人類の天敵と戦っているのです。


確かに耐性菌のことは注意しなければなりませんが、しかし超高齢社会となりますと、どうしても抗菌薬を飲まねばならない場面がしばしば発生します。

そのひとつが「**肺炎**」です。

肺炎については、各章で何度も注意を喚起しておりますが、特に老化が原因で起こる「誤嚥性肺炎」は、命取りになる大病といってもいいくらい老いた体にはダメージを与えます。

こうした患者さんに直面すると、「抗菌薬をどのように使うか」でその患者さんの寿命が大きく左右されることを、我々医師はよく承知しています。

種類、時間、量など、投薬の判断には、少しのミスも許されないことが少なくありません。そもそも投薬すべきか、控えるべきなのか、そう躊躇している間に患者さんが取り返しのつかない状態に陥ってしまうこともあるのです。

この抗菌薬については、患者さんたちからよくこう聞かれます。

「風邪をひいたときはすぐに抗菌薬を飲んだほうがよいのでしょうか？」

答えは、多くの場合「**NO**」です。

寒冷や体調不良、それに栄養不足などが重なって体の免疫力が低下し、そのことが風邪の症状を起こすことは誰もが経験しています。

統計を取りますと、**人は一年間に平均6回ほど風邪をひきます。**

風邪の原因となる病原体の約80〜90％はウイルスだと言われていて、アデノウイルス、ＲＳウイルス、ライノウイルス、コロナウイルス、パラインフルエンザウイルスなどが知られています。

ウイルス以外では細菌、マイコプラズマなどがあります。

しかし実はこれらの**ウイルスを殺傷する抗菌薬はまだ発見されていません。**

したがって、**風邪の初期には抗菌薬の投薬はほとんど意味がない**のです。

ただ、風邪をこじらせて熱が出たり、咳や痰が多くなってきて咳喘息などの症状が加わってくると、細菌の二次感染を疑い、抗菌薬を投与することになります。

このように、肺炎にしても風邪にしても、**「どこで抗菌薬を使うか」の判断が医師の腕の見せどころ**ともいえます。

ですから何度も申し上げている通り、高齢者の仲間入りをした人は、これぞと思う信頼のおける主治医を一人決め、手遅れにならないうちに治療を受けていただきたいと思います。

胃腸薬として繁用されるジェネリック

次は、我々日本人に縁の深い胃腸薬のジェネリックについてお話ししましょう。胃腸疾患を患い通院する人は少なくありません。また、胃腸薬を飲んでいない人はいないのではないか？　と思われるくらい薬の服用を望む患者さんが多いのも事実です。

そうした胃腸薬の中で繁用されている薬のひとつに、**プロトンポンプ阻害薬（ＰＰＩ）**があります。

先発医薬品は「**タケプロン**」という名称で、以前からよく使われてきました。この薬にはオーソライズド・ジェネリックの「**ランソプラゾール**」が製造され、すでに発売されています。

ＰＰＩの入った薬は主として、胃潰瘍・十二指腸潰瘍・逆流性食道炎などの治療に用いられます。

PPIは、胃の粘膜の壁にあるプロトンポンプにはたらいて、胃液の分泌を抑えることで知られています。従来の薬に比べると、その作用は強力で、潰瘍などで分泌が高まっている胃液を抑えることによって、その症状を和らげるために使われます。

胃潰瘍については、ヘリコバクターピロリ菌が発見されて以来、その菌を除去するために、ペニシリン製剤とマクロライド系抗生物質製剤の併用で、除菌が行われるようになりました。

プロトンポンプ阻害薬は、その補助薬品として同時に処方されることも多いのです。

こうした治療によって、胃潰瘍や十二指腸潰瘍の80%が改善するようになりました。いずれにしても老若男女問わず、胃腸薬を求めて通ってくる患者さんが多いのは、おそらく日本人の食生活とも深い関係があるのではないかと思われます。

ひと昔前に比べると、食塩の摂取量などがずいぶん減少して、胃粘膜に負担をかけるような食事は減ってきていると思われます。しかし、世界的に見ると、やはり日本人は食塩の摂取量がトップクラスにある、と言われることもあるくらいです。

こうした食習慣も影響してか、ピロリ菌感染率も世界のトップクラスにあると言われていますから、ＰＰＩも、今後ともまだまだ服用されることが多いのではないかと考えられます。

ＰＰＩには、先に述べたように先発医薬品の他にもオーソライズド・ジェネリックがあります。

ふたつの価格を比較すると、ジェネリックは先発医薬品の37％ほどの価格で入手できます。

つまり、先発医薬品のほうが約3倍も値が張るので、患者さんとしては当然のことながら、効き目が同じであれば安いほうを処方してほしいと思うわけです。

そうした経済的事情もあって、この薬は現在ではジェネリックのほうが、多くの患者さんに用いられています。

この薬の効能や副作用に関する情報は、特に先発医薬品と異なることはなく、患者さんに処方する薬としては、繁用されているジェネリックの中でも上位に位置する薬のひとつと言えるでしょう。

よく効く降圧剤ジェネリックはこれだ

血圧を下げる降圧剤は、長期に服用しなければならない薬のひとつです。服用期間が長くなれば家計を圧迫することになりますから、できるだけ価格が安くて、しかも効果が安定しているものが求められるのは当然のことです。そうしたことを考えると、先発医薬品だけではなくジェネリックの中にも、何か良い薬がないものかと探したくなりますが、大丈夫です。存在します。

それは、**カルシウム拮抗薬**の仲間です。

カルシウムは、血管の筋肉を収縮させて血圧を上げるはたらきがあるのですが、このカルシウムのはたらきに拮抗して血圧を下げるはたらきをするのが、カルシウム拮抗薬と呼ばれている薬剤です。

そのひとつは、古くからよく知られている「アダラートＣＲ」のジェネリックである、「**ニフェジピンＣＲ**」という薬品です。もうひとつは「アムロジン」のジェネリックで、「**アムロジピン**」といいます。

いずれのジェネリックも、循環器内科などで比較的よく使われている薬です。今まで飲んでいた薬から、こうしたジェネリック医薬品に変更する場合には、主治医と十分に相談することが大切です。

ジェネリックの「ニフェジピンCR」の先発医薬品として知られる「アダラートCR」は、1966年にドイツで生まれた降圧剤です。

その成分のニフェジピンには、強力な血管拡張作用があることが発見され、それ以来ドイツと日本の共同研究によって世に出ることになった、非常に歴史のある薬です。

その後、多くのジェネリックが発売されています。この薬には成分の含有量が10㎎、20㎎、40㎎の錠剤があります。高血圧症の程度によって飲み分けることになりますが、長期間の服用では、かかりつけ医の判断が重要になります。

ニフェジピンは服用後、長時間血圧を下げる効果があり、また特に40㎎のものには世界で唯一、狭心症を予防する効果があると言われ、服用し続けている人も多いのです。

また近頃は、**「アムロジピン」**もよく使用されています。

最近では、この薬剤と高脂血症の薬をひとつの錠剤に含ませた、いわゆる合剤が処方されることが多いようですが、合剤の場合には血圧と、血液検査によるコレステロールや中性脂肪の測定が不可欠で、素人判断でその服用の仕方を決めることは難しく危険です。

やはり主治医の的確な判断に従うべき薬だと思います。

このほかにも、いろいろなジェネリックの降圧剤が出回っています。が、しかし降圧剤は何といっても心疾患、ならびに脳疾患などに大きな影響を及ぼす薬ですから、その服用にあたっては慎重を期さなければならないのは当然のことです。

乾燥肌の痒みに効くジェネリック

高齢になると、肌の調子が悪いと訴える患者さんが多くなってきます。若いときには男女とも性ホルモンに支えられて、肌はピチピチとしているものです。例えば、女性の場合には、卵巣から分泌されるエストロゲンというホルモンが、肌を若々しく保つために大変大きなはたらきをしています。

エストロゲンには脂肪合成を盛んにし、皮膚の含水量を一定量に保つという作用もあって、それによって肌はハリやみずみずしさ、艶を保っているのです。

男性の場合も、睾丸から分泌されるアンドロゲンというホルモンによって、体の中のタンパク質の合成が盛んに行われていますから、筋肉も肌も女性とはまた違った逞しさを保つことができるわけです。

よく、脂ぎった嫌なヤツなどといった表現が、働き盛りの男性に用いられることがありますが、それくらい、顔をはじめとして、肌にはしっとりとした脂っ気が滲み出て見えるものです。

ところが、年齢を重ねて70代、80代となってくると、男女ともこの皮膚の水分や脂が少しずつ失われて、乾燥肌の状態になってきます。

つまり肌がカサカサしてハリや艶を失ってくるのですが、そのような状態になると、皮膚掻痒症《ひふそうようしょう》といって、若いときには感じたことがないくらい、肌が痒くなることも少なくありません。

乾燥肌の痒みはなかなか厄介で、例えば私の診療所でも最近、82歳になる男性患者が、毎日のように体が痒い痒いと言って掻きむしっています。

特に下半身は、夜眠れなくなるくらい掻痒感があるようで、看護師を摑まえては軟膏を塗ってくれとせがみます。

普段はオムツを使っているのですが、ビキニラインと呼ばれる鼠径部《そけいぶ》のあたりや陰嚢のあたりに傷が絶えません。寝ている間に、無意識のうちに一晩中掻きむしっているらしく、赤くただれて出血しているところもあるくらいです。

こうした皮膚炎を起こした乾燥肌の場合には、アズノール軟膏やオイラックス軟膏、あるいはリンデロン軟膏などを用いて治療するのですが、それくらいの軟膏の塗布ではとても彼の股間の悩みを解消することはできません。

仕方がないので、オムツ交換やお風呂上がりのときに、オムツを当てているあたりにワセリンを擦り込んでいます。

彼にとっては、そのワセリンの中に含まれているパラフィンが一番のお気に入りのようで、毎晩のように寝る前には必ずといってよいくらい、看護師たちに手を合わせるようにして塗ってくれと懇願するのです。

彼は多少の記憶障害があるらしく、ビキニラインをビッグラインと呼びます。また、ワセリンのこともガソリンと呼び、「ガソリンを塗ってくれ!」と叫ぶのです。しかしその言葉は、いずれも韻を踏んでいるので、病棟スタッフはその記憶の不確かなことをむしろ好感を持って見ています。

この患者さんほどの激しい乾燥肌になると、少々の軟膏くらいではその痒みは治まらないかもしれませんが、女性の肌や老いが原因で起こる皮膚炎には、大変優れもののジェネリックがあります。

その先発医薬品は、「**ヒルドイド**」と呼ばれています。

名前から想像がつく通り、この成分はかの悪名高き吸血動物、ヒルから発見されたものです。

じつは、**ヒルの唾液に含まれるポリペプチドの一種のヒルディンという物質に血液抗凝固作用があり、それが皮膚の保湿に役立つ**ということがわかり、医薬品として開発されました。

その血液抗凝固作用が、ヘパリンという物質の作用によく似ているということもあって、ヒルドイドはヘパリン類似物質とも呼ばれています。

このヒルドイドとともに、女性や高齢者の乾燥肌に用いられているのが、「**ビーソフテン**」というローションをはじめとするジェネリックです。

ヒルドイドと同じようにヘパリン類似物質作用があり、医療現場でもよく用いられているローションのひとつです。

ともかく、病棟スタッフに愛されるこの患者さんの皮膚炎には困ったものです。

こうなったら、夜間は両手にミトンでもつけて、無意識に下半身を掻きむしらないようにするしかないと師長たちは悩んでいるのです。こんな状態が続くと、また病棟から「ガソリンを塗ってくれ！」という叫びが聞こえてくるようで、気が気ではありません。

わずか256円の薬が命を蘇らせる

脳圧（頭蓋内圧のこと）を下げる薬に関して、こんな事例がありました。

患者のEさんは1カ月ほど前に脳の手術を受け、急性期を脱してから私の診療所に運ばれてきました。そのときの担当医からの情報提供書によると、脳挫傷《のうざしょう》による後遺症がひどく、せいぜい1カ月の余命だと記されていました。

脳外科の専門医の判断ですから、確かに脳の挫滅《ざめつ》は想像以上にひどかったものと思われます。その告知に家族は諦めて、大黒柱が旅立った後に残される家族の生活設計を、すでに考えているようでした。

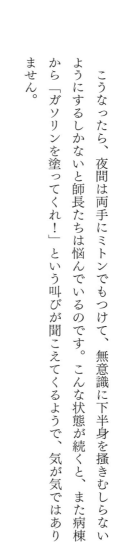

入院した当初は、脳外科医の判断の通り、意識は全くなく、口や鼻からも出血が続いている状態で、どう見ても4～5日、せいぜい1週間もてば……という危険な状態だったのです。

そのEさんが、なぜか急激に意識を回復し始めたのです。

私としては、特にこれといった特別な薬を使って治療したつもりもありません。おそらくあまり効果は期待できないが……と思いつつも、年はまだ60代の半ば、なんとか助けてあげたいという病棟スタッフたちの情にもほだされ、保険の適用は難しいと思いながら、一か八かで脳圧を下げてみようとある薬を試みたのです。

それが、濃グリセリンと果糖を主成分とする、「**グリセオール**」という注射薬でした。

この濃密なグリセリンを含む注射薬には、頭蓋内圧を低下させ、頭蓋内浮腫を取り除くはたらきがあります。もしこの薬物が彼の意識を回復させるのに役立ったとすれば、その脳圧を低下させる作用によるところが大きかったのかもしれません。

それにこの薬品には一瓶あたり1・8gの食塩が含まれています。細胞の浸透圧を調整するナトリウムを含むこの食塩も一役買っていたに違いないのです。

それともうひとつ、Eさんの意識回復に役立ったのは、師長をはじめとする病棟スタッフの声掛けです。ベッド際に立ったときに、彼の名前を呼び、声をかけるように心がけていました。

それも一度や二度ではありません。顔を拭くとき、体の清拭《せいしき》をするとき、着替えをするとき、オムツ交換をするとき、それに体交（体位交換）をするときなどに、声という音の刺激を彼の耳元に与え続けたのです。

あるいは注射よりも、生身の人の声のほうが特効薬になったのかもしれません。

ところが、ここで意外なことが起きました。

「あなた、もう終わりにしてください」

と、枕元で奥さんは泣きながら訴えました。その姿にベッドを囲んでいた師長や看護師たちは驚いた表情を浮かべて顔を見合わせました。

そして病室を出てきてからも、奥さんの訴えは止まりません。

「本当に、もう終わりにしてもらわないと家庭は崩壊するのです。私たち生きていけません。どうしてこんなに回復したんですか？」

そう言って奥さんは、私と師長を交互に睨みつけています。

1カ月の余命と言われ、夫の死後に残される家族の生活設計を、すでに考えていたのに、その計画が夫の意識の回復によって、完全に覆されてしまったのかもしれません。

「どうして余計なことをしてくれたんですか、あのまま眠らせてくれれば、主人も家族もどんなに……」

と、さすがにそこまでは口に出して言いませんが、言葉の端々に、我々病棟スタッフがこのひと月の間、必死に治療と介護を続けたことに対する恨みつらみが溢れているのです。

それほど、この意識回復は意外なこと、奇跡的なことであり、それに寄与した薬の威力を、改めて見直すことになりました。そしてこの経緯によって、人の命の強靭さというものに気づかされました。

Eさんはその後、簡単な会話ができるまでに回復し、病棟スタッフの歓声を受け、完全回復を目指して闘病生活を送っています。

振り返ってみると、費用的にはそれほど高額な治療をしたわけではありません。**グリセオールは、200mlが1本256円**です。決して高価な薬ではありません。しかも、先発医薬品のこの薬には、グリセレブ、グリマッケンなどのジェネリックがあり、これらの薬価は171円です。

この超高齢社会、脳卒中などで意識を失った人のささやかな期待の星として、ジェネリックを含め、費用的にもそれほどの負担にならない医薬品があるということを、記憶に留めておきたいものです。

薬は「一錠一成分」最小限の服薬が大原則

高齢になればなるほどいろいろな病が襲ってきて、薬の世話にならなければ毎日の生活がとても大変になってくる人も少なくないようです。

よく「一病息災」などと言われて、体のどこか一カ所くらい調子が悪くて病院通いをしているほうが、全く具合の悪いところがない人に比べて長生きするのだということもあります。

なぜなら、かかりつけの主治医がいて、普段から病気の予防や健康法について、アドバイスを受けているほうが、早期に重大な病を発見して、治療することができるということもあるからです。

確かに、自分では健康体だと思い込んでいて、血圧が高いことに全く気づかなかったり、あるいは体のどこかに悪性腫瘍が潜んでいることにも気づかず、手遅れになってしまうということもあります。

それにしても年をとると、体に何らかの異常が発生することが多くなってきます。

やれ腰が痛い、やれ膝が痛くて歩けない、あるいは皮膚が乾いて痒みが止まらない、そうかと思うと食べ過ぎで胃が重い、便秘が5日も続いている、夜眠れない、何度もトイレに起きるなど、血圧や心臓などの持病の他に、こうしたごくありふれた症状が毎日のように起こってくると、気が滅入って食事も美味しく食べられなくなってしまいます。

しまいにはさらに様々な症状が出てきて、病気の訴えがじつに多彩になり、家族もあきれ顔になるくらいです。

こんなとき、多くの症状で気が滅入っているのはわかりますが、かかりつけの医師の前といえども、次から次へと苦痛を訴えるのは、少し自重したほうがいいかもしれません。

ベテランの医師なら、そうした患者さんの訴える症状の中から、治療の必要な病を的確に見つけ出し、薬の処方をしてくれるかもしれません。

しかし、経験の浅い若い医師などは、症状を聞く度に次から次へと、その症状を抑えるために薬の処方を書き、気がついたら俗に言う、馬に食わせるほどの量になっているということも起こりうるのです。

例えば、私が相談を受けたある80代の患者さんは、若い担当医に不眠を訴えましたが、出された薬が効かず、その度にいろいろな薬を追加して、6種類も薬を服用する羽目になったといいます。

一緒についてきた家族が、いくら言っても家族より主治医の言葉を信用しているようで薬を止めようとしない、と嘆いていました。

私は、直ちに6種類の薬は全て取りやめて、飲まないようにとアドバイスしました。その後、その患者さんは食欲と意欲が回復し、不眠症も嘘のように治ってしまいました。

そのとき私は、

「おばあちゃん、眠れなくても死なないよ。そのうちなんとか神様が眠らせてくれるから、それまでの辛抱、辛抱」

というユーモアを含めた慰めの言葉を忘れませんでした。

おばあちゃんは最初びっくりした顔で、私を茫然《ぼうぜん》と眺めていましたが、やがて、

「神様じゃなくて仏様でしょ?」

明るい笑顔で、私の白衣の膝をポンとひとつ強く打ちました。

とにかく、**病院で使う薬は、一錠に一成分しか入っていない**ことを忘れてはいけません。

薬局の売薬《ばいやく》は、例えば風邪薬の場合など、合剤といっていろいろな成分が一錠の中に入っていることが多いのですが、病院が使う薬はほとんどが一錠一成分なのです。

なぜなら、そのほうが、病気の診断がついた場合に、治療効果が高いからです。

しかし、この一錠一成分は、薬を適切に治療のために使うということでは理想的なのですが、その反面、病気や症状によっては、成分の違うものを何種類も使わなければならなくなります。

そうなると、どうしても服用する薬の量が増えてしまうことになります。

今では大学病院をはじめとする多くの病院では、電子カルテが導入されていて、どんな薬を飲んでいるか一目瞭然《いちもくりょうぜん》になっています。

したがって同じ成分の薬が重複して出されたり、診療科が変わるごとに薬がうなぎ登りに増える、などということはなくなってきました。

それでも、**注意しなければ、似たような成分の薬が重複して処方される可能性はゼ**

ロではないのです。

もちろん、投薬には医師のほうも気を使いますが、薬を飲む患者さん自身が、最終的には薬を管理するわけですから、さきほど述べたような、馬に食わせるほど、あるいは**食事の量よりも薬の量のほうが多い**などということが起きないように、注意することが大切です。

第4章

ジェネリック時代の混乱から身を守るために

知っておきたい医療現場の裏側

「多剤服用」の副作用から自分を守れ！ ～薬害から身を守るための最善の方法

ジェネリック問題に象徴される「薬洪水」の時代を、私たちはどう泳ぎ切り、生き抜いていけばよいのでしょうか。

超高齢社会となり、生活習慣病や持病を抱えて薬に頼らざるを得ない人が増えていることは、事実として認めなければならない時代になってきました。

患者さんによっては、高血圧症、狭心症、糖尿病、高脂血症、さらには骨粗鬆症、便秘、不眠症など、まさに「病気のデパート」と呼ぶにふさわしいほど多くの病気を抱えていて、**一日に15種類から20種類もの薬を服用する人もいます。**

これほどまでに薬の量が増えると、薬は命を守るために役立っている一方で、異物としての害を体に及ぼすことも少なくありません。

このいわゆる「**多剤服用**」という薬の飲み方は、たとえ年をとっても考え直さなければならないと思います。

厚生労働省は、２０１８年5月29日と、翌19年6月14日に、「高齢者の医薬品適正使用の指針（総論編）」と、「同（各論編〈療養環境別〉）」を発表し、こうした**多剤服用の場合の薬物の副作用について、薬品のリストを80品目以上挙げて、官報で詳しく報じています。**

参考資料として次ページに、その80以上の薬品の中から、私が特に留意すべきと考える20の薬品を選び、副作用についても補足してみましたのでご覧ください。

この官報は、なかなか一般の患者さんの目にはつかないかもしれませんが、医療関係者や政治家の中には、非常に頭の痛い問題として眉を曇らせている人が少なくありません。

ですから**患者さん自身も、これからは薬を「飲む」だけではなく、自らこの薬害についての情報を入手し、身を守らなければならない時代**になってきたと思います。

では具体的に、どのようにして薬害から身を守ったらよいか、医者が考える最善の方法を述べることにいたします。

	副作用
	上部消化管障害、顎骨壊死、大腿骨骨折、肝障害、発疹、しびれなど
	胃腸症状（悪心、嘔吐）、頭痛、痙攣、腎障害、動悸、背部痛、倦怠感、脱毛、頻尿、アナフィラキシーショック、意識消失
	低カルシウム血症、顎骨壊死、アナフィラキシーショック、大腿骨骨折、皮膚感染症、貧血、湿疹、高血圧、胃炎、関節痛、口内炎
	心不全、心房細動、期外収縮、イレウス、アナフィラキシーショック、発疹、めまい、口渇、便秘
	アナフィラキシーショック、肺炎、口腔呼吸器カンジダ症、嗄声、味覚異常
	痙攣、意識障害、急性脳症、横紋筋融解症、消化管出血、アナフィラキシーショック、肝障害、頻呼吸、胃腸障害、高血糖、胃腸症状（悪心、嘔吐、胸やけ）
	薬物依存、離脱症状（痙攣発作、せん妄、振戦、幻覚）、呼吸抑制、肝障害、アナフィラキシーショック
	薬物依存、離脱症状、刺激興奮、錯乱、呼吸抑制、めまい、血圧低下、胃腸症状（悪心、嘔吐）、浮腫
	錯乱、幻覚、せん妄、痙攣、重篤な肝障害、多形紅斑、横紋筋融解症、アナフィラキシーショック、傾眠、めまい、頭痛、振戦
	低血糖、肝障害、胃腸症状（下痢、悪心、食欲不振）、貧血、全身倦怠感、頭重、めまい、味覚異常
	低血糖、溶血性貧血、肝炎、肝障害、流涙、視力低下、浮腫、胃腸障害、発疹、倦怠感
	肝障害、横紋筋融解症、不整脈、脳血管障害、高血糖、低血糖、肺塞栓症、持続勃起症、不眠症、不安、振戦、傾眠、頭痛、便秘
	突然死、貧血、麻痺性イレウス、眼障害、肝障害、肺塞栓症、頻脈、血圧降下、錯乱、不眠
	間質性肺炎、心不全、肝障害、胃腸症状（下痢、悪心、食欲不振）、傾眠、発疹、発赤、掻痒
	めまい、傾眠、意識消失、心不全、肺水腫、腎不全、アナフィラキシーショック、視力低下、動悸、胃腸症状（便秘、悪心、下痢、嘔吐、腹痛）、発疹
	アナフィラキシーショック、再生不良性貧血、急性腎障害、肝障害、房室ブロック、意識障害、腎障害、発疹、女性化乳房、徐脈、頻脈、便秘
	重篤な肝障害、脂肪肝、高アンモニア血症を伴う意識障害、溶血性貧血、急性膵炎、脳萎縮、胃腸症状（嘔吐、食欲不振）、脱毛、倦怠感、夜尿、頻尿、発熱
	頭痛、傾眠、動悸、頻脈、腹部不快感、胃腸症状（悪心、腹痛、嘔吐）
	心室細動、失神、心不全、心筋梗塞、消化性潰瘍、消化管出血、肝炎、肝障害、脳出血、呼吸困難、急性膵炎、急性腎障害、原因不明の突然死、尿失禁、胃腸症状（食欲不振、吐気）、不眠、振戦、頭痛
	痙攣、湿疹、意識消失、妄想、幻覚、錯乱、せん妄、肝障害、胃腸症状（便秘、食欲不振）

の薬品の中から、著者が特に留意すべきと考える20の薬品を選び、副作用については『今日の治療薬』〈南江堂、2019年版〉及び医薬品の添付文書などを参照のうえ症状の一部を選択・記載した）

官報に記載された医薬品の副作用リストの一部（※）

	薬の名前		適応症
骨・カルシウム代謝薬	ボノテオ錠	内服	骨粗鬆症
	テリボン皮下注	注射	骨粗鬆症
	プラリア皮下注	注射	骨粗鬆症
気管支拡張薬 気管支喘息 COPD治療薬	スピリーバ	内服 吸入	慢性閉塞性肺疾患（COPD）、気管支喘息
	アドエア	吸入	慢性閉塞性肺疾患（COPD）、気管支喘息
	テオドール	内服	気管支喘息
抗不安薬 睡眠薬	ハルシオン	内服	不眠症
	セルシン	内服	神経症、うつ病、心身症、 緊張、抑うつ
抗うつ薬	パキシル	内服	うつ病、うつ状態、パニック障害、強迫性障害、 外傷後ストレス障害
糖尿病治療薬	メトグルコ	内服	2型糖尿病
	オイグルコン	内服	2型糖尿病
BPSD治療薬	リスパダール	内服	統合失調症（認知症の幻覚・妄想にも投薬）
	コントミン	内服	統合失調症
漢方薬	抑肝散	内服	神経症、不眠症
鎮痛薬	リリカ	内服	神経障害性疼痛、 線維筋痛症
消化性潰瘍治療薬	タガメット	内服 注射	胃潰瘍、十二指腸潰瘍
抗てんかん薬	デパケン	内服	各種てんかん、 てんかんに伴う性格行動障害など
下剤	アミティーザ	内服	慢性便秘症
抗認知症薬	アリセプト	内服	認知症（アルツハイマー型・レビー小体型）症状の 進行抑制
	メマリー	内服	アルツハイマー型認知症の進行抑制

（※厚生労働省が発表した2018年5月29日の「高齢者の医薬品適正使用の指針（総論編）」と、2019年6月14日の「高齢者の医薬品適正使用の指針（各論編〈療養環境別〉）」で挙げられた80以上 ↗

（1）副作用が公表された薬品は直ちに服薬を中止しよう

先発医薬品もジェネリックも、その薬のベースになっている原薬と呼ばれる材料は同じです。どちらかに副作用が現れれば、もう一方の製品にも必ずその危険性が潜んでいることは疑いの余地がありません。

先発品に副作用が出たけど、後発品を飲めば大丈夫、ということにはなりません。まず、同じ原薬が使われている薬は、いったん全て服用を中止することが大切です。

（2）命に関わる薬は、直ちに安全な薬に切り替えよう

とはいえ、これは当然のことですが、血圧や心臓などの、非常に高齢者の命を脅かす病気に関しては、一日たりとも服薬を中止することはできません。この場合には、直ちに代役を務められる別の薬を選んで飲み続けることが大切です。

薬を切ったためにリバウンド現象が起き、血圧が急上昇して脳卒中で倒れた例もあります。心臓発作も同様で、狭心症や心筋梗塞の場合は、服薬を中止することはできません。くれぐれも、服薬を完全に中断することは避けることです。

(3) 二人三脚で歩む「総合診療医」をすぐに見つけよう

薬に関する判断は、素人の患者さん自身ではとても無理です。良き相談相手となる主治医を見つけるべきです。あらゆる診療科に精通しているいわゆる「総合診療医」を見つけることが大切なのです。

なぜなら、病気ごとに個別に医者にかかると、いくら薬の手帳などを持っていても、とかく多剤服用になりがちです。したがって、薬が重複する羽目になってしまうことが実際に起こっているのです。一人の患者さんの体をくまなく診察し、その状況をよく把握して薬を選択する医師の存在が絶対に必要なのです。

患者さんの中には、医者は患者に処方しない特別な薬を飲んでいるのではないか、と思う人もいるようですが、医者は自分が飲まない薬を患者さんに飲ませるような真似はできません。

ぜひ、相性が良く信頼のできる医者を一人選び、このジェネリック時代を乗り切って百歳長寿を全うしてほしいものだと思います。

政治家も服用をためらうジェネリック

国政選挙が間近に迫ってきたある夜、古くからのお付き合いの長い患者さんでもある政治家の先生から緊急電話が飛び込んできました。

そのお話によると、有権者から、薬の副作用と、特に昨年来マスコミやインターネットを騒がせてきた、高血圧症治療薬の発がん性物質混入問題はどうなったのかという質問を受けて、その説明に立ち往生することが少なくない、ということでした。

実際のところ、この発がん性物質混入問題は、医学的にどのように決着がついているのか、ぜひ教えてほしい、という要望でした。

それからややしばらく、先生とはジェネリック問題でやり取りが続きましたが、先生が一番悩んでいるのは、すでに第1章で述べた、問題発生後の世界の動向と、日本国内の関係機関の終結宣言についてでした。

「最近の官報によると、問題となっている発がん性物質が混入した医薬品と、同じ名前を掲げた製品が相当数掲載されているが、これは国の最終的な安全宣言と考えていいのだろうか」

ということが、政治家としては最も聞きたい話のようでした。

それは医者に聞くことではなく、むしろ政治家自身が政府や関係各省に問い合わせることではないかと、私は苦言を呈しましたが、選挙に追われている先生としては、問題の本音の部分を医療関係者から聞いてみたいと考えたようでした。

そして、電話口で最後に先生が言った一言が、大変気になりました。

「私が飲んでいる薬には、副作用が心配な薬は入っていないでしょうね」

声を落として聞く先生に、私はキッパリと言いました。

「もう長い長いお付き合いになりますが、政治家の先生方には、ジェネリックを処方したことはありません。皆さん、それをわかって薬をもらいに来ているのではないでしょうか」

すると先生は、

「いや、政治家としてジェネリックを否定するわけではありませんが、私ももう年です。残り少ない人生を、薬の副作用などで苦しみたくはないのです。今後ともよろしく」と声を和ませました。

薬の処方に気を使っているのは私だけではありません。私の知人や友人の病院経営をしている医者たちが、政治家にジェネリックを処方したと言っているのを聞いたことがありません。

国政のために命を張って働いている政治家には、どんなことがあっても副作用の心配のない、その安全性が歴史に裏打ちされた本物の薬を飲んでもらいたい、それが支援者の一人でもある医者としての本音です。

私は、昔、先生から書いてもらった壁に掛けてある揮毫《きごう》（書）を見つめながら、日本の高齢者と医療を守るために、命を懸けてこれからも頑張ってほしいと手を合わせるような気持ちで電話を切りました。

なぜ「はしご医者」が増えているのか

「はしご医者」とは、**酒好きの人が次から次へと店を飲み歩くいわゆる「はしご酒」と同様、患者さんが次々とかかる医者や病院を変える**ことを言います。

かつて、保険診療が盛んになってきた頃には、保険証一枚で気楽に医者にかかれるということもあって、最初に診た医者の見立てに少しでも納得できないことがあるとまた別の医者にかかる、それでも納得できないと3人目の医者にかかる、といった現象がよく見られたようです。

さすがに、その後はこの傾向も落ち着き、かかりつけ医をしっかりと決め、そこで診てもらうという習慣が定着してきたかのように見えました。

しかし、事態はそう簡単ではありません。最近はまた、患者さんが多くの病院を渡り歩く現象が、見え隠れし始めたことが大変気になります。

その原因のひとつに、どうやら薬のジェネリック化が、加速度的に進んでいるということがあるような気がしてならないのです。

つい先日も、知人の奥さんが突然、診てほしいと飛び込んできました。1週間ほど前から風邪気味で、ある病院で診てもらったけれど一向に症状がよくならないというのです。

確かに診察中も咳き込み、痰が喉にからんで苦しそうでした。そこで、その病院でもらった薬を袋ごと見せてもらいました。調べてみると全てジェネリックでした。

奥さんは、とにかく症状が改善しないので、もしかしたら肺炎を起こしているかもしれないから心配なので調べてほしい、と訴えます。休日でしたが、至急血液検査とレントゲン検査を行いました。その結果、胸に炎症を起こしていることが疑われたので、薬を先発医薬品に替えて処方し、すぐには入院できないと言うので、その日は帰宅してもらいました。

しかし、その奥さんの介助に立ち会った看護師たちは、納得できないという顔で盛んに首を傾げています。

通常、セカンド・オピニオン、つまりかかっている病院の他に別の病院にかかろうとする場合には、最初にかかった病院と同等か、またはそれ以上のところにするのが常識です。ところが奥さんの場合は、完全な逆転現象が起こっていることを、当院のスタッフは不思議がるのです。

奥さんが最初にかかった病院は、ベッド数が150床もある設備の整った病院です。むしろ、私のほうから、セカンド・オピニオンを患者さんに勧めるような病院だと思います。

奥さんは1週間ほどの治療で健康を取り戻し、今は元気に働いていています。

その後、その病院の対応がどうにも納得いかなかったので様子を探ってみると、**奥さんのかかった病院は、今年に入ってから、ほとんどの薬をジェネリックに切り替えたことがわかりました。**

もうひとつ例を挙げましょう。

別の患者さんは、胸痛を訴えて自宅近くの病院に駆け込みました。そして診察の結果、狭心症であることが判明しました。しかしその病院は、60床ほどの小さな病院で、二次三次の重症患者を扱う病院ではなかったようです。そして、そのとき処方された薬は全てジェネリックであったことを、付き添いの家族がスマホで調べて確認したそうです。

処方された薬を飲んで、いっとき胸痛は和らぎましたが、翌日になってもまた発作を繰り返したようです。すぐ家族に付き添われて大学病院に駆け込みました。

そして検査の結果、心臓の冠状動脈の75%以上が左右とも、すでに詰まっていることが判明し、直ちに緊急の手術を受けることになりました。

彼は一命を取り留めましたが、最初に診てもらった病院の薬が、ジェネリックの中でも「ピン」から「キリ」まである中の、「キリ」にあたる安い薬であることがわかり、今でも納得がいかないと、家族に愚痴をこぼしているといいます。

情報を集めてみると、その病院も**オールジェネリックで患者を診ている**ことがわかりました。

確かに、ジェネリックの使用率を上げると薬剤にかかる経費の節減になりますから病院の経営にも利するところが多いのかもしれません。

また、国にとっても理想的な病院経営と思われ、表彰の対象になる病院なのかもしれません。

しかし国は、病院は全てジェネリックを使え、患者は全てジェネリックを飲めと言っているわけではありません。

目標とするジェネリック使用率は80％なのですから、まだ20％は先発医薬品を使う余地があるのです。

そう考えると、キレ味の良い、かつ安全性が長い時間をかけて確かめられている、患者さんの病気の治療に役立つ全ての先発医薬品を捨てて、なぜオールジェネリックにするのか、医者の私でも納得できません。

この点をもう少しよく考えなければ、長寿社会をこれから先、守っていくことはできないのではないか、そして患者さん自身が、治りの悪い病状に不安を抱えて右往左往し、「はしご医者」に走ることが続くのではないかと不安になってくるのです。

自ら「学用モルモット」になった貧困患者

今年65歳になる患者のOさんは肝臓が悪くて入院していたのですが、なかなか頭の良い男性でした。いつもタブレット端末を枕元に置いて、よくインターネットでデータを集めているようでした。

「先生、俺、ここに入院しているよりも、京都か四国辺りに移り住んだほうがいい治療受けられるかな?」

あるときそんな疑問を投げかけてきました。

私はとっさに答えることができませんでしたが、後でよく調べてみると、Oさんが何を言わんとしていたのかよくわかりました。

彼は**同じ日本でも都道府県によって生活保護受給者の医療扶助の中の、ジェネリック使用率が違う**ことに気づいているようでした。

2018年の10月に生活保護法が一部改正されて、医療機関は生活保護受給者の入院患者に対して原則として100%ジェネリックを使用しなければならないことになりました。

その直前の2016年に厚生労働省が発表している生活保護受給者のジェネリック使用率には、確かに彼が気づいているように都道府県によってかなりの差が生じているのです。

各都道府県によってどれ程の差があるのか、トップスリーを調べてみます。

第1位　沖縄県　81%
第2位　鹿児島県　78%
第3位　宮崎県・長野県　76%

逆に、使用率の低いところは以下の通りです。

第1位　徳島県　59%
第2位　奈良県　61%
第3位　京都府　62%

ちなみに東京都70%、神奈川県・埼玉県72%、愛知県68%、大阪府65%です。

この調査をした当時の全国平均は69・3％でしたから、生活保護受給者の医療扶助におけるジェネリック使用率は暖かい九州や沖縄で高いことがわかります。

このデータからだけではその因果関係を分析することはできませんが、Oさんには使用率が低い県に移住すれば、先発医薬品などの高価な薬を治療に使ってくれるのではないかという期待があるようでした。

数日後、Oさんから退院の希望が出ました。そのとき今後はどこへ行っても生活保護受給者の治療はほとんどジェネリックで行われることになるから、あまり住所を変えても意味がないのではないかと説得したのですが、彼の意志は固くその気持ちを変えさせることはできませんでした。

そして彼は退院していくときにハッキリと、

「もう俺の病気は生活保護じゃ治らない。この先は大学病院や研究機関の治験のモルモットになる！」

と言い切って、結局、自らの体で学問に貢献する患者に与えられる名称の「学用患者」、つまりモルモットになることを決意して関西のほうへ出かけていきました。

学用患者とは、自ら希望して新薬などの臨床試験を受ける人をいいます。

Oさんは自分が抱えている肝臓の持病は、よく使われる肝臓の薬などではとても治らないと判断したようです。

肝臓疾患で一番怖いのは、C型肝炎を発症した後に肝がんになることです。

頭の良い彼はどうしても今、大学が開発を行っている注射の治療を受けて、肝臓の機能を完全に回復したいと考えたようです。

申し込んだとき、大学側からはかなり危険を伴うとの説明を受けたようですが、彼は、自分が生活保護受給者であることを含め熱心に医師を説得し、最高の条件で病が完治するまで治験を受ける約束を取り付けたようです。

それから2年後、彼は学用患者としての目的を完全に達成し、肝臓からウイルスを駆逐することに成功したと連絡がありました。

結果を電話で知らされたときには、私はその勇気に感服したものでした。

オールジェネリック化で萎縮診療に陥る医師たち

「もう生活保護の患者は診たくない」

市中病院の医師や、町の小さな診療所の先生方からは、よくそんな声を聞くようになりました。そうした言葉が出る背景には、生活保護の患者さんは100%ジェネリックで診なければならない、という事情があることは明らかです。

各医療機関に配布されている行政からの文書には、決して診療行為を妨げるものではないが、国の財政や今後の生活保護の財源を考えると、医薬品は100%ジェネリックを使ってほしいという強い希望が滲み出ているのです。

今までは努力目標であったものが、今後は原則的に使用しなければならないという、半ば義務目標に変わったのです。

普段患者さんを診ていると、このオールジェネリック化は医師にとって非常に大きな負担になるのです。

なぜなら、まず**同じ効能を持つ医薬品をつねに2種類用意しておかなければならない**ことになるからです。これは薬の在庫を管理する上でも、非常に煩雑《はんざつ》極まりないことになってきます。

それならいっそのこと、一律に使える薬、つまりジェネリックにしてしまえばよいのではないか、と思う人がいるかもしれません。

ですが、そうはいかないのです。そのようなことになると、一般の患者さんが納得しません。それでなくてもジェネリックは絶対に嫌だと言って抵抗する一般の患者さんが少なくないのです。

点滴などで打っている注射が、従来のものとは違うものに替わってしまうことに対する一般の患者さんの抵抗はかなり大きいのです。

もうひとつ、医師を苦しめるのは、100%ジェネリックという規制と、行政の厳しい医療費の査定です。

近頃は、医療費を支払う支払基金や国保連合会のその向こうに存在する保険者と呼ばれる、区及び市町村の自治体、それに健保組合などの過誤調整と呼ばれている診療報酬明細書のチェックが一段と厳しくなってきているのです。

うっかり生活保護受給者に、先発医薬品を使ってしまったりすると、診療報酬を減額される可能性が大になります。

また、診療報酬が削られるのではないか、また、うっかり使ってしまった先発医薬品を、査定されてしまうのではないかという気持ちが、ついつい診療する医師の腕を鈍らせます。

つまり萎縮診療に向かわせてしまい、病気そのものに向かう意識が低下しかねないのです。これは、患者さんのためにも良いことではありません。

できれば一般患者と生活保護受給者の区別なく、まず病気を治すことが、広い視野で見ると、医療費の無駄遣いをしないようにするためにも、大事なのではないかと思われるのですが……。

病気を治すことに専念しなければならない医師の頭の半分を、ジェネリックの煩わしい選択が支配するようでは、治る病気も治らなくなるのではないかと思うと、不安でならないのです。

この生活保護受給者の100％ジェネリック化は、人の命に区別があるわけではないので、少し緩和できないものかと、多くの医師は憂鬱な気持ちで今後の動向を見守っているのが現実です。

驚くべき大学病院の「投薬拒否」

どこの大学病院も、朝から診察を待つ患者さんで溢れかえっています。その患者さんの比率は圧倒的に高齢者が多く、ほとんどが何らかの持病を抱えて通ってきます。中でも多い病は生活習慣病です。

一口に生活習慣病といっても、その種類は様々です。特に多いのは高血圧症、糖尿病、心臓疾患をはじめとする、いわゆる加齢によって発症する病気ばかりです。

このほか、厚生労働省が挙げている病気としては痛風、高脂血症、アルコール性の肝疾患、また、歯周病、肥満、肺気腫、慢性気管支炎、それに大腸がんや肺がんも含まれています。

こうした病気を眺めてみると、食習慣や喫煙などの平素の生活習慣が発病に大きく影響していることがわかります。

これらの患者さん方は、長期間継続して大学病院を受診することが多いので、治療のための投薬期間も当然長くなります。

従来は、この投薬についてはあまりトラブルが発生しなかったものなのですが、いよいよジェネリック時代に突入する気配が濃厚になってきてからというもの、とかく主治医と患者の間でいざこざが絶えなくなってきました。

その原因は薬の内容もさることながら、投薬期間の問題も大きいのです。

かつては、投薬の期間は14日がその基準とされ制限されていましたが、２００２年4月以降、この制限が撤廃され、薬の投薬期間は医師の判断によって決められることになりました。

したがって、長期間薬を飲んでいる患者さんには、14日から30日、60日、90日、さらに海外への長期滞在者や船舶関係者には、１８０日分の薬を一度に処方することも可能になりました。

ただし、睡眠薬や向精神薬などの場合は、その処方には制限があります。通常30日分以上は処方されません。

この投薬に関して、首を傾げるようなことが起こりました。

都内の私立F大学病院に通っている、今年80歳になる男性患者のDさんは、突然、薬を40日分で打ち切られてしまいました。

それまでは、一回受診すると最短でも1カ月、長いときには2カ月に一回受診に来れば済むようにと、2カ月分を処方してくれたものでした。

それが、どうしても40日分以上は処方できないので、他の病院にかかるようにと告げられました。

もちろん、Dさんは納得ができません。それでは薬が処方されない次の診察までの期間、薬はどこでもらえばよいのか、と食い下がりますが埒《らち》が明きません。

押し問答しましたが、とにかく薬がもらえる他の病院を探してくれ、の一点張りなのです。こうなったらやむを得ません。Dさんは自宅近くの町の診療所に駆け込んで事情を話し、不足分の薬を処方してもらって、服薬が途切れないようにしています。その後2カ月に一度、大学病院を診察に訪れる度に、Dさんは主治医に疑問を投げつけています。

その結果、うすうすわかったことがあります。生活習慣病のような慢性疾患は、大学病院などではなく、むしろ自宅近くの開業医に診てもらうべきだという意向が強いことが察せられました。

また、Dさんがジェネリックを毛嫌いし、以前から飲み続けている先発医薬品にこだわることも、投薬拒否の原因になっている気配を感じました。

そしてあるとき、決定的な言葉が主治医の口から漏れました。

それは、大学は緊急処置の必要な患者で溢れているので、慢性疾患の患者は町の開業医で診てもらえ、という趣旨の言葉でした。

Dさんは今も諦めてはいません。大学の最先端の診断能力と治療を信じて、このまま縁を切らずに通い続けることを決意し、大学病院と町の開業医のふたつの医療機関を受診しながら、生活習慣病と戦い続けています。

こうした投薬トラブルに困り果てているのは、Dさんだけではありません。外来にかかっている患者さんからの苦情が殺到しているのです。

その証拠に、通院する度に大学病院の態度が変わります。こんなことが続いていると、いったい主治医と患者の関係は今後どうなってしまうのか、とDさんはそのことも気掛かりでならないのです。

ジェネリック化の先兵となって働く薬剤師の苦悩

大病院と患者さんとのトラブルは、その病院の処方箋をもとに薬を出している薬局にも波及しています。

ですがそうした混乱をよそに、日本中の薬局・薬剤師が、国の進めている薬のジェネリック化の先兵となって働き大きな貢献をしていることは、薬剤師自身のジェネリック使用率データが示している通りなのです。

これは厚生労働省が2019年3月に発表した資料です。

それによると全国の薬剤師国民健康保険組合のジェネリック使用率は72・6％でかなり高率でした。先に紹介した医師国保の58・2％や、製薬会社の健保組合の60・4％に比べるとかなり広くジェネリック医薬品が使用されていることが想像できます。

特に使用率の高いところは長崎県の薬剤師国保で80・2％です。この数値を見ると、県によってはすでに国が掲げているジェネリック使用率80％の目標を達成しているところもあることがわかります。

我が国の薬剤師の数は**30万1323人（2016年12月31日時点）**で、薬局の数は**5万9138軒（2017年3月末時点）**です。

このうち病院などに勤務している薬剤師を除き、町中で住民と密接な関わりを持っている薬局の薬剤師の多くはこの国保組合に加入し、家族やその従業員とともに国の薬のジェネリック化にいかに積極的に取り組んでいるかということが窺われるのです。

さて、こうしたデータを見た患者さんの中には、薬局の薬剤師さんがみんなジェネリックを服用しているようでは、患者が飲み慣れた先発医薬品の相談などしても、埒が明かないのではないか、とため息をつく人がいるかもしれません。

確かに数字だけを見ていると、薬局を挙げてジェネリック医薬品の使用率を上げるために日夜努力しているように窺われます。おそらく薬剤師の方も、そうした努力の中で処方箋を持ってきた患者さんにジェネリックは飲みたくないと訴えられたら、その説明と説得に、相当のエネルギーを費やしているのではないか、と気の毒な気もいたします。

その患者さんたちの疑問や不満、それに投薬の希望などについて、薬局側の対応に二極化の傾向が見られると、患者さんの間で囁かれています。

町中の薬局は、非常に親切で対応が良好だと、多くの患者さんは納得しているように見受けられます。またそういった誉め言葉もよく耳にします。

それに対して、いわゆる門前薬局といわれる、大学病院や大病院のすぐ近くにある薬局の対応は、はなはだ不満足であるという声が絶えません。

先日も、ある大学病院でオールジェネリックの処方を受け、その処方箋を持って門前薬局に行った70代の女性患者と応対をした薬剤師が口論になったそうです。

薬剤師はこう力説しました。

「先発医薬品と後発医薬品には全く差がなく、効能も同じです。飲んで違うように感じるのは気のせいで、先発医薬品しか飲めないという先入観があるからです。今診てもらった主治医の先生も太鼓判を押しているお薬ですから、今後はこのジェネリックを飲んで医療費削減に協力してください！」

しかし、その説明は半ば強引で、背中に大病院の看板を背負っていることは歴然としているように見受けられました。

結局、話し合いは物別れに終わり、患者さんは全ての薬の処方を諦めて、門前薬局との縁を切り、大学病院へも通院しなくなってしまいました。

こうした状況から考えると、これからも薬局と患者さんとのトラブルが起こるのではないかと心配になります。

確かに薬剤師の立場は、難しくなっているかもしれません。医師と患者の狭間で、いかにして患者を説得するかという難問が山積しています。

しかし、患者さんからしてみれば、たとえどのような意見の衝突があっても、薬剤師は薬の専門家です。大いに疑問をぶつけて納得した上で薬を飲み続けることが、これからの長い人生を安心して生きていくためにも必要であることを、しっかりと認識しておきたいものです。

血圧と心臓の薬は先発医薬品から始めよう

年をとり一度病気の診断がついたら一生付き合わなければならない薬があります。

それは、血圧と心臓の治療薬です。

若年性高血圧といって、若いうちから血圧が高くて悩まされる方もいますが、一般的には血圧の薬のお世話になり始めるのは、還暦が近づいた頃からではないかと思います。

高血圧症は、生まれながらの体質によってかなり左右されますが、その一方で普段の生活、特に飲酒、塩分の摂り過ぎなどの生活習慣、またストレスや飽食による肥満などからも大きな影響を受けることがわかっています。

いずれにしても、高血圧症はいったんその診断がつくと、日頃の血圧を安定した数値に抑えておくことは、相当本人の自覚がなければ難しいものです。

日本人の正常血圧の数値が、日本高血圧学会によって２０１９年4月、5年ぶりに改訂されました。

それによると**最高血圧１３０㎜Hg未満、最低血圧80㎜Hg未満**という基準が設けられました。そして血圧の数値がそれ以上の人を、高血圧症の治療対象とすることに決められました。

これは従来の血圧の標準値よりも、最高最低とも約10ずつ少ない数値ですが、実は世界的に見ても、各国が血圧の標準値を同じように約10ずつ下げる傾向にあります。

例えばアメリカは日本と同じように最高血圧が１３０㎜Hg、最低血圧が80㎜Hg。

ヨーロッパでは最高血圧１２０～１３０㎜Hg、最低血圧70～79㎜Hgに標準値が下げられています。

血圧の標準値が下がった理由は、世界のシンクタンクの研究により、**最高血圧を10、最低血圧を5下げることで、脳卒中で倒れる危険が約30〜40％、また心筋梗塞では20％、その発症が減少することがわかった**からです。

血圧を下げるための薬剤ですが、現在ではカルシウム拮抗薬とアンジオテンシンII受容体拮抗薬、それに利尿剤などを単独か、または組み合わせて使うことが多くなっています。

カルシウム拮抗薬は、前述した通り、カルシウムの血管の筋肉を収縮させて血圧を上げるはたらきを抑制することによって、血圧を降下させる薬です。

この降圧剤には歴史があり、今でもよく使われています。

また、アンジオテンシンII受容体拮抗薬は、体内に存在するアンジオテンシンという物質が、血圧を上昇させるはたらきがあることがわかってから、この物質を抑制するために、対抗する薬剤を投与するようになってきました。

利尿剤は、腎臓の作用を活発化させ排尿を促すことによって、血圧を下げる薬です。

現在では、これらの薬を組み合わせて処方しますが、先発医薬品の他に数多くの後発医薬品が出回っています。しかし、いずれにしても、命に最も深い関係を持つ薬剤ですから、できれば薬の歴史や実績が証明されているものを服用するようにしたいものです。

薬の価格はジェネリックのほうが約半値以下ですから、長期に服用する場合には、薬剤費にかなりの差がつくかもしれません。

しかしこの**降圧剤だけは、まず先発医薬品を服用されることをお勧めします。**

もし経済的な事情でそれが負担になるようであれば、次の薬の候補としてオーソライズド・ジェネリックが推奨できる降圧剤です。

特に、あえて私がＡＧ１型と分類したジェネリックを飲むようにしてほしいものです。なぜなら、何度も申し上げている通り、このＡＧ１型と先発医薬品とは同じ原料をもとにしていて、製造法も先発医薬品と同じだと言われているからです。

それでも先発医薬品を飲むように勧める理由は、薬の歴史が先発医薬品と後発医薬品では大きく違うからです。

薬の安全性や安定性を考えると、やはり歴史のある先発医薬品をぜひ、服用していただきたいと思います。

狭心症の不安がある人は「フランドルテープ」を常備しよう

狭心症などの発作を起こしたときには、緊急処置が必要になります。心臓にはこの狭心症のほかに心筋梗塞という危険な病もあります。

医学的には、狭心症は心臓に酸素と栄養を送っている冠状動脈が一時的に痙攣《けいれん》を起こして血管の内腔を狭くし、血液の流れを阻害することによって胸痛発作を起こす病気です。

それに対して心筋梗塞は、冠状動脈に老廃物が蓄積して内腔が狭くなってしまい、血流が減少し心臓の筋肉に酸素や栄養がいかなくなり、そのまま放置して時間が経過すると、心筋が壊死《えし》を起こして猛烈な胸痛を起こす病です。

心筋梗塞が疑われるときには、その手当てに躊躇している場合ではなく、直ちに救急車を手配し、救急病院に搬送しなければなりません。とにかく一刻を争う病気です。狭心症の場合はほんの一瞬の激痛でその後何事もなかったかのように、まるで嘘のように症状がなくなる場合もあります。これもまた危険な状態です。なぜならしばしば再発作を起こすことがあるからです。この場合はたとえ胸痛が消えても、直ちに専門医の診断を仰がなければなりません。

今では冠状動脈がどれくらいのパーセンテージで詰まっているかということを簡単に調べることができます。ふたつの病気は、そのほとんどが動脈硬化を背景として発生します。

そして、いずれも血管の内腔が狭くなっており、血液の流れが順調にいかない状態が続いているのです。こうした状態は、CTやMRI、さらには超音波検査などで、その血管の詰まり具合を判断することができるようになりました。

もし、50%前後の閉塞で狭心症が発生しているのであれば、内服薬などで症状を抑えることができます。

しかし、75%以上の閉塞が明らかになった場合には、今ではカテーテルなどを用いて血管を拡張するステント手術という方法がとられ、内腔を拡張する治療が行われます。これが90％以上の閉塞になるとさらにバイパス手術などの大掛かりな心臓の手術が必要になってきます。

さて、狭心症が発生したときに、まず何をしたらいいでしょうか？

病院まで搬送される時間を考えたときには、普段、常備薬として手元に持っている心臓の貼り薬が大変役に立つことがあります。

この場合、先発医薬品としてよく知られているのは、硝酸イソソルビドを含む「**フランドルテープ**」です。

このテープを、体の一部に貼り付ければ、冠状動脈を拡張し、血流量を増加させ、心筋への酸素供給量を増やして、心臓の負担を減らすことに大きな効果があります。

またこのテープには、血圧を下げるという効果もあって、最高血圧が200㎜Hgにも上昇して、緊急に血圧を下げる必要があるときなどにもよく使われます。

狭心症の発作の既往歴がある人は、このフランドルテープを身近なところに置き、また、肌身離さず持っていることが大切です。そして、自分で緊急処置をした後で病院に行くことで、生命の危険がかなり緩和されると思われます。

このテープには、ジェネリックが数多く製造販売されています。しかし、テープを実際に臨床現場で使っている医師の多くは、やはり狭心症発作には、先発医薬品がまず第一選択だと口をそろえて言います。

なぜなら、ジェネリックには、とかく品質に微妙なバラつきが見られることがあり、その結果、効能にも多少の差が生じることがしばしばあるからです。治療の対象が心臓ですから、万が一症状が悪化すると致命的な状態に陥ることがあります。

命を救ってくれる貼り薬は、本物を使おう、ということを頭に叩き込んで、いつもポケットにこのブランド薬品の貼り薬を忍ばせておくことを忘れてはいけません。

動脈スッキリ！ 自然が生んだ秘伝薬「ロトリガ」

従来、カナダやグリーンランドの先住民族には、動脈硬化が少ないと言われてきました。

それはアザラシなどの生肉を食べる食習慣によるところが大きいと言われています。そのアザラシは魚を主食としています。この食物連鎖の中に先住民族の動脈硬化を防ぐ秘密が隠されているのです。

魚肉の中にはＥＰＡやＤＨＡといった不飽和脂肪酸がたっぷりと含まれています。これらの脂肪酸をオメガ３脂肪酸と呼んでいて、最近では健康長寿に大きな影響力を持っていると注目されているのです。

この成分がたっぷりと含まれた青魚などをまずアザラシが食べます。そのアザラシの生肉を食べることによってオメガ３脂肪酸を十分摂取することができます。

オメガ３脂肪酸は血液中の中性脂肪を減少させ、コレステロール値も同じように低下させるはたらきがあります。

特に通称悪玉コレステロールと呼ばれているＬＤＬを減少させ、善玉コレステロールと呼ばれるＨＤＬを増加させるはたらきがあることがわかっています。

その結果、血管の老化を防ぐことができ、心筋梗塞や脳梗塞にかかる率を非常に低くすることができるのです。

グリーンランドに近いノルウェーでは、このオメガ3脂肪酸に着目し1994年に脂質代謝の異常を改善する薬が研究・開発されました。

その後日本でも「**ロトリガ**」という名前で発売され、治療薬として使用されています。まさに**自然の恵みがそのまま薬に姿を変えた**わけですから、体の老化を防ぎ若さをいつまでも保つための秘伝薬と言えそうです。

すでにご紹介したバイアスピリンと並んで、これからの長寿社会を支える強い味方になってくれそうです。この自然の恵みの薬は現在先発医薬品のみで、まだジェネリックは発売されていません。

しばらくは、先発医薬品の効能に頼って、特に中性脂肪の多い患者さんに処方しています。その効果は期待以上のものがあり、今では私が積極的に処方している常備薬のひとつになっています。

ジェネリックを飲む前に知るべき「三種の神器」

ジェネリックの時代がさらに進み、服用する薬の多くがジェネリックになった場合に、ぜひ覚えておいてほしいことがあります。

それは、ジェネリックの効果や副作用に注意しながら、最大の効果をあげるために、準備したほうがよい「**三種の神器**」です。

三種の神器とは、薬の使用に際して身を守るために、患者さんがつねに手の届くところに置いたほうがよいものという意味で、あえて三種の神器と呼んでいます。

それは、**尿検査用試験紙、血圧計、それに握力計**です。

これらをそばに置いて、薬の効果や副作用などをチェックしながら生活することで、病気との戦いがより安全にできることが保証されると思います。

まず**尿検査用試験紙**ですが、これは、お小水にテープをあてるだけで臓器の情報をかなり詳しく把握することができます。

糖（糖尿病）、タンパク質（腎臓病など）、ウロビリノーゲン・ビリルビン（肝臓病）、ケトン体（重症の糖尿病など）、及びpH（ペーハー。水素イオン濃度。体液の酸性・中性・アルカリ性度を示す単位）や尿潜血、尿比重などの情報を得ることができます。

製品としては、これらのうちの3項目から調べられるような、手軽に入手できるものが薬局でも売っています。

最低限、糖やタンパク質がお小水の中に出ているかどうかを調べるだけでも、**現在服用している薬が体に有効にはたらいているかどうかのチェックに役立つ**はずです。

例えば糖尿病を患っていて、経口血糖降下薬を服用している場合、食前も食後もこの尿検査用試験紙でかなり濃厚にブドウ糖が検出されるようであれば、食事療法や薬剤の治療がうまくいっていない証拠になります。

そうした場合には専門医の指導の下に血液検査などを行い、内服薬を替えなければならなくなります。その目安としてこの尿検査用試験紙を活用できると思います。

また、潜血反応がいつもプラスに出るような場合には、男性は腎臓や尿路あるいは前立腺などに何か病変があるのではないかということに気づく一助になります。

決して高価な試薬ではないので、**一家にひとつ、トイレに常備しておく**のも健康維持のために役立つことと思います。

血圧計は、ぜひ一家に一台置きたい家庭用医療器具です。

降圧剤を飲んでいて、果たして血圧が安定しているかどうかをチェックすることは、脳卒中や心臓発作の予防のためにも欠かせないことです。

ただ、病院で使われる水銀血圧計よりも精度が低く、かなりの誤差がありますが、それでも異常に高いか低いかの目安にはなります。

日内変動が血圧にはつきものですから、**少なくとも朝夕の2回測定**をしてみて、降圧剤の効き目を判断する目安にできるはずです。

また、薬を飲んでいない方でも、案外、高血圧症に気づかずに暮らしている場合もありますから、そうした潜在的に血圧が高い、いわゆる高血圧症予備軍かどうかを見極めるためにも、大いに活躍してくれるでしょう。

三つ目は**握力計**ですが、左右の握力が少しずつ低下していく場合には加齢現象のひとつだと考えられます。

しかし、**短期間で急激に握力が低下した場合には、死亡リスクが高まる**という研究もあります。特に循環器疾患などの危険性が高まるとも指摘されています。

文部科学省が、２０１６年度に行った体力・運動能力調査の結果によると、日本人の20歳から59歳までの握力は、成人男性の場合は、44・５５kgから47・３８kgの間、成人女性の場合は、27・４０kgから28・９５kgの間です。

ちなみに、75歳から79歳までの握力は、男性35・３６kg、女性22・７８kgです。このように、加齢現象によって、握力は少しずつ低下していきます。

また、脳疾患により左右の腕にマヒなどが残った場合には、当然のことながら、握力は極端に低下します。

いずれにしても、**普段握力に注目することは、体調の良し悪しを判断する上で、大**

変に役立つことを覚えておきましょう。

特にジェネリックを内服していて、その効果に神経を尖らせている人は、これらの三種の神器を有効に活用して、薬の安全性や副作用などのチェックのために役立ててほしいものです。

ジェネリック時代にこそ重要なインフォームドコンセント

ジェネリック時代になると、今まで以上に重要になるのが、「**インフォームドコンセント**」です。これは、英語でinformed consentと綴り、「インフォームド」とは「情報に通じている」、「コンセント」とは「同意」という意味です。

つまり、病気の治療をするにあたっては、医師の側から検査や治療に関する十分な説明を行うこと、その説明に対して患者さんの側が納得をし、いろいろな不安が解消された場合に検査や治療を受けることに同意する、ということによって医療が成り立つという意味でもあるのです。

病気の治療をする上でいかに医師と患者の信頼関係が大切であるかが、この「IC」と略され医療現場で繁用されている言葉に表れているのです。

私が医師になりたての頃は、患者さんご自身はもちろん、その介護にあたる家族の方々の医師を見つめる眼差しは、今とはずいぶん違っていたような気がします。

その眼差しには、大袈裟に言うと、病気の治療は全て医師に任せるから、誠心誠意手当てをしてもらいたい、という期待と願望が強く滲んでいたことを今でも思い出すことがあります。

医師の側も、その願いを叶えるべく、誠心誠意、献身的に治療にあたったものです。この医師と患者、家族との関係は、もちろん今でも変わるはずがなく、それが医療の根本的な理念でもあると思うのです。

医学の祖といわれる、古代ギリシャの医師ヒポクラテスは、「**いかなる患家を訪れるときも、それはただ病者を利するためである**」と、「ヒポクラテスの誓い」の中に戒めの言葉として残しています。

その精神は、もちろん今も昔も変わるはずはありません。病める人を目の当たりにした医師は、その命を助けることに真剣に取り組むものです。

ただ時代がずいぶん変わってきた気がします。

私のように半世紀以上も白衣を着ていると、医師と患者やその家族の信頼関係が、微妙に希薄になってきていることを実感することがしばしばあります。

特に患者さんに付き添ってくる家族の心に、何か、病院や医師を信頼しきれない歪《ひず》みのようなものを感じてならないのです。

その原因はどこにあるのか、よく私は看護師やその他の病棟スタッフと話し合うことがありますが、それは現代社会の少子高齢化という構造と、予想以上の貧困層が、国民の中に存在することにあるような気がしてならないのです。

つまり、少子高齢化の中では、高齢の両親を見る子供がいない、また、両親の老後の経済状態が不安定な場合は、それを補うために子供や他の親族の経済的な負担が生じやすいということから、精神状態が不安定になり追い詰められ、その結果、患者さんの家族の不満の矢が束になって病院や医師へ向けられるのではないか、とも考えられるのです。

近頃は、やけに「クレーマー」とか「モンスター」といった言葉が病棟でも囁かれるようになりました。患者さんの治療や介護について、苦情が絶えない場合に、よくこうした表現が用いられます。

決して良い言葉ではありませんが、現実的にとにかく近頃の病院に対する苦情と要求が、過去最大のものだといってもよいくらい、激しさを増しているのです。

特に、「キーパーソン」といわれる、患者さんの身元引受人の中に、とても耐えられないような威圧的な言葉で、病棟スタッフに非難を浴びせる人もしばしば見受けられるようになりました。

しかし、それが現代社会の歪みのひとつだとすれば、我々医療スタッフは、そうした現実に耐えていかなければならないのかもしれません。

日頃から看護師たちには、口が酸っぱくなるほど注意していることですが、どんなに無理難題を家族から突きつけられても、それに対しては根気よく説明をし、同意を取りつけることが、病院と患者さんの家族との絆が保たれるために大切だと理解してもらうようにしています。

医療行為は、「医療サービス」と言われるくらい、病院側が外来や入院患者に対して奉仕の心を持って行わなければなりません。しかし、とかくこの人間関係が歪みがちな現代社会の中では、ICが最高のおもてなしになるように、医療スタッフは気を付けなければならない時代になったとつくづく思うのです。

「ジェネリック みんなで飲めば こわくない」は危険

我々は身のまわりの品や、あるいは食品を決める場合、とかく流行に左右されがちではないでしょうか？　テレビの番組で、ある食品が体に大変良いという情報が流れると、その食品があっという間にデパ地下やスーパーから消えてしまうという現象がよく起こります。

鯖缶がその一例です。

鯖に含まれる脂肪酸が動脈硬化を防ぐというニュースが流れると、多くの人が鯖缶を入手するために売場に殺到します。特に人気の黄金鯖などはなかなか口にできなくなってしまいます。あるいはきのこの成分が免疫力を高めたり、血糖値を下げるはたらきがあったりするという情報が流れると、これもまた鯖缶と同じようにあっという間にお店の棚から姿を消してしまうという現象が起きるようです。

しかしそうした現象も一時的なもので長続きはせず、やがて跡形もなく人々の口から消えてしまいます。

薬やサプリメントにも似たような傾向があります。とにかくメディアの情報に対して一般大衆は敏感に反応しがちです。

例えば十数年前になるでしょうか、Z錠（仮名）という胃腸薬が発売され、盛んにテレビでCMが流れると、病院でも薬局でもそのZ錠と同じ成分の薬がひととき胃腸薬の主流を占めるようになったものです。

しかしそれも長続きしませんでした。人気食品の場合と同じように、しばらくすると人気が低下し、実際に服用する人も少なくなってしまいました。

よく考えてみると、薬の場合は全ての人に適している薬剤を見つけることは非常に難しいのです。人の体にはそれぞれ個性がありますから、やはりその人に適した成分の薬を最も安全な適量で処方してもらって飲むべきものだと思います。

ある薬が胃の痛みに効くからといって、全ての人が同じ薬を飲んで全く同じ効果を得られるとは限らないのです。

つまり**薬を服用するときには、その薬が自分の体に適したものであるかどうか、そのことをよく確かめてから服用しなければなりません。**薬もまた流行に流されてはいけないもののひとつです。

我々はとかく、みんなが飲んでいるから大丈夫、という風潮に染まりがちです。

1980年頃、「赤信号　みんなで渡れば　こわくない」と有名タレントが言って、一時流行りました。これは日本人の群集心理を巧みにとらえたものとして、今も多くの人の記憶に残っている言葉です。

しかし病気を治すため、あるいは健康維持のため口にする薬やサプリメントは、こういった群集心理のもとに用いることは危険です。人それぞれの心と体には強い個性があるということを忘れずに、流行に左右されないようにしたいものです。

おわりに　～ジェネリック使用率が低いと罰則が科される時代へ

その法改正に医師の間にショックが走る

本書を執筆するにあたって、医療関係者や識者の多くの意見をお聞きし、参考にしてきました。その原稿が完成するまでの半年の間に、様々な不安が寄せられました。

中でも特に開業している医師たちの間に大きな波紋を広げているのは、**ジェネリックの処方に関する薬局の罰則規定が、法律で決められた**というニュースです。

このことに関しては、第1章ですでに触れていますが、その不安の声は日に日に医療関係者の間で大きくなる傾向にあります。２０１８年の調剤報酬改定では、具体的に言うと処方箋受付回数が月に６００回を超える規模の保険薬局においては、ジェネリックの数量割合が20％以下の場合、２点減算されてしまうのです。

処方箋一枚ごとに２点というと、20円減算されます。

それが、調剤薬局の経営にどれくらい影響を与えるものなのか見当がつきませんが、問題は減算される金額ではなく、法律で罰則が科される、ということに、特に医師の間で衝撃が走り、ショックを巻き起こしているのです。

第二次世界大戦で苦い経験を味わった90代の医師たちの間では、「これは統制医療の先がけではないか」と、顔をくもらせる人もいるほどです。

そして、傷は浅いうちに治せという医師もいます。医療や薬の処方に規制が生じるようになっては、医師の診療に認められている治療や薬の良識に基づいた自由裁量がままならなくなるのではないか、と危惧する人もいるほどです。

つまり、万が一、医療の現場に薬の使用についての罰則規定などが導入されるようになると、おそらく医療は崩壊の道をたどるに違いないと言って嘆いているのです。

いずれにせよこんな罰則規定を設けなくても、医師や薬剤師はもともと、ジェネリック化という国策に抵抗するわけがありません。ジェネリックの安全性が確保され、効能の安定性が確実に証明されていけば、アメリカのように、薬品のほとんどをジェネリックで調達できる時代が来るに違いないからです。

それに、世界は人口の増加と超高齢社会に直面しています。ですから、医療そのものを全人類に公平に普及させるためには、相当の努力を強いられるに違いないのです。

２０１９年6月、大阪で開かれたＧ20の会議で、出席者が非常に深く関心を寄せた医療問題がクローズアップされました。それは、世界銀行やＷＨＯなどが中心となって警告を発している、世界の医療難民ともいえる現象についてです。

その警告とは、世界人口の約半数の人が「生きるために必要な医療を受けられていない」という情報に対するものです。

それを解決するために、ＵＨＣ（ユニバーサル・ヘルス・カバレッジ）という対策が、世界規模で提唱されました。ＵＨＣとは、「全ての人が、健康維持、病気の予防、治療、機能回復に関する医療サービスを、人々が支払可能な費用を自己負担することで受けることができる」という意味です。Ｇ20の会議に出席した多くの国が、今後、その目標を達成するために協力することを確認しました。

それにしても、77億の世界人口のうち約半数の人が、今、我々が享受している医療サービスを受けられずに病で苦しんでいるという現状は、じつにショッキングであると言わざるを得ません。

こうした現状を打開するためにも、今後ますます安全で効果的で、かつ安い医薬品などが普及することが望まれる時代がやって来ると思われます。

2020年からの薬の選び方・飲み方

国が、2020年9月までに、我が国のジェネリック使用率を80％に引き上げようとしていることは、すでに何度も申し上げてきました。

そのような時代において、我々はどのようにして、進歩し続けている最新医学の恩恵にあずかることができるのでしょうか。

ジェネリック以外の新薬や、以前から使われているブランド薬品と呼ばれてきた先発医薬品が、これからかなり使いにくくなるとすると、果たして重病にかかったときに命を守ることができるのか、という不安が湧いてくると思います。

そのことを念頭に置いて考えてみると、ジェネリック使用率80％を目指すということは、まだまだ先発医薬品などの高価な薬を、患者は利用できるという期待が持てる数字であることがわかります。

つまり、**残りの20%という数値の範囲内で、最新の医学の恩恵にあずかるために、堂々と先発医薬品を使っても構わない**ということです。わずか20%ですが、薬の飲み方を工夫すれば、十分に命に重大な影響を及ぼす病は克服できると思います。

そのためには、まず**普段から薬の無駄遣いをしない**ことが重要です。なるべく薬を使わずに、予防医学に力を入れて暮らしていくべきなのです。

そして、どうしても薬の力を借りなければならないときに、その20%という数値の範囲内で、特効薬や先発医薬品に頼ればいいのです。

さて、この20%という数値内で、我々はどんな薬が飲めるかを考えてみましょう。

ズバリ、長い臨床経験から結論を言えば、こうなります。

「高血圧、心臓病、動脈硬化、それに感染症に対しては、極上の先発医薬品を服用し、あるいは注射などで治療を受ける。その他の慢性疾患や持病といわれる病に関しては、ジェネリックで我慢をする」

もちろん、その判断は、主治医に委ねなければなりません。しかし、投薬される患者のほうでも、根本的な薬の選び方と頼り方を、はっきりと認識しておくべきです。

そして大前提は、**「薬は、命に関わる病の治療のためにだけ飲む」**ということです。

近頃は、美容のためや肥満対策などで保険を使い、高価な薬を飲む人も散見されるようですが、それはあまり得策ではありません。

重大な病気以外は、医療費の無駄遣いはせず、生活習慣や栄養の摂り方、運動の仕方などを工夫して乗り切ってゆくべきなのです。

ここまで述べてきたように、先発医薬品にもジェネリックにも、副作用などの問題はあり、一長一短だと言えます。

だからこそ日頃から自分の体、そして薬には念入りに気を配り、そしてしっかりと信頼できるかかりつけ医を見つけ、人生100年時代をいきいきと過ごしていただければと思います。

図版出典

(p.18)日本における主な傷病の総患者数
厚生労働省　HP掲載資料より作成
https://www.mhlw.go.jp/toukei/saikin/hw/kanja/17/dl/05.pdf

(p.21)各国の後発医薬品の数量シェア
厚生労働省　HP掲載資料より作成
https://www.mhlw.go.jp/content/000446850.pdf

(p.33)「病院種別」別に見た後発医薬品割合
厚生労働省　HP掲載資料より作成
https://www.mhlw.go.jp/bunya/iryouhoken/database/zenpan/dl/cyouzai_doukou_topics_h30_02.pdf

(p.47)世界の成人糖尿病患者数　上位10カ国
International Diabetes Federation(国際糖尿病連合)発表のデータを基にした、世界糖尿病デー実行委員会事務局プレスリリースより作成
https://www.nittokyo.or.jp/uploads/files/PR39_WDD_2017%20-11.14.pdf

(p.92〜93)ジェネリック原薬の輸入先
厚生労働省　HP掲載資料より作成
https://www.mhlw.go.jp/bunya/iryou/kouhatu-iyaku/dl/h24-02_3.pdf

参考文献

《書籍》

『今日の治療薬2019　解説と便覧』(2019年、浦部晶夫・島田和幸・川合眞一〈編集〉、南江堂)
『ジェネリック医薬品リスト 平成30年8月版』(2018年、医薬情報研究所〈編集〉、じほう)
『薬価基準点数早見表 平成30年4月版』(2018年、じほう〈編纂〉、じほう)
『医科点数表の解釈 平成30年4月版』(2018年、社会保険研究所)
『南山堂医学大辞典　第20版』(2015年、南山堂)
『内科学書　改訂第8版』(2013年、中山書店)
『今日の治療指針 2018年版　私はこう治療している』(2018年、福井次矢・高木誠・小室一成、医学書院)
『臨床検査法提要　改訂第34版』(2015年、金井正光〈監修〉、奥村伸生・戸塚実・矢冨裕〈編集〉、金原出版)

《厚生労働省HP》

【医薬品産業の現状と課題】
https://www.mhlw.go.jp/content/10801000/000398096.pdf

【医療費の伸びの要因分解】
https://www.mhlw.go.jp/file/05-Shingikai-12404000-Hokenkyoku-Iryouka/0000137953.pdf

【平成28年度診療報酬改定の結果検証に係る特別調査(平成29年度調査) 後発医薬品の使用促進策の影響及び実施状況調査 報告書】
https://www.mhlw.go.jp/file/05-Shingikai-12404000-Hokenkyoku-Iryouka/0000192295.pdf

【平成21年 人口動態統計年報 主要統計表(最新データ、年次推移) 死亡第8表】
https://www.mhlw.go.jp/toukei/saikin/hw/jinkou/suii09/deth8.html

【平成27年 人口動態統計(確定数)の概況 第7表】
https://www.mhlw.go.jp/toukei/saikin/hw/jinkou/kakutei15/dl/11_h7.pdf

【平成29年 人口動態統計月報年計(概数)の概況 第7表】
https://www.mhlw.go.jp/toukei/saikin/hw/jinkou/geppo/nengai17/dl/h7.pdf

【都道府県別処方せん発行元医療機関別にみた後発医薬品割合】(平成30年2月)
https://www.mhlw.go.jp/bunya/iryouhoken/database/zenpan/dl/cyouzai_doukou_topics_h30_02.pdf

【日本の医療保険制度について 我が国の医療制度の概要】
https://www.mhlw.go.jp/file/06-Seisakujouhou-12400000-Hokenkyoku/0000172084.pdf

【平成30年度診療報酬改定の概要 調剤】(平成30年3月5日版)
https://www.mhlw.go.jp/file/06-Seisakujouhou-12400000-Hokenkyoku/0000197985.pdf

【後発医薬品の原薬調達状況に関する調査結果】
https://www.mhlw.go.jp/bunya/iryou/kouhatu-iyaku/dl/h24-02_3.pdf

【平成29年度の安全対策について】
https://www.mhlw.go.jp/content/11121000/000341840.pdf

【後発医薬品使用促進事業】
https://www.mhlw.go.jp/jigyo_shiwake/dl/h30_jigyou01a_day1.pdf

【中央社会保険医療協議会 薬価専門部会(第151回) 議事次第】
https://www.mhlw.go.jp/content/12404000/000493897.pdf

【平成28年 国民健康・栄養調査結果の概要】
https://www.mhlw.go.jp/file/04-Houdouhappyou-10904750-Kenkoukyoku-Gantaisakukenkouzoushinka/kekkagaiyou_7.pdf

【社会保障審議会 生活困窮者自立支援及び生活保護部会（第1回）資料4 生活保護制度の現状について】（平成29年5月11日）
https://www.mhlw.go.jp/file/05-Shingikai-12601000-Seisakutoukatsukan-Sanjikanshitsu_Shakaihoshoutantou/0000164401.pdf

【社会保障ワーキング・グループ（第10回）資料3 医療費の伸びの構造について】（平成28年4月8日）
https://www5.cao.go.jp/keizai-shimon/kaigi/special/reform/wg1/280408/shiryou3.pdf

【平成29年度衛生行政報告例の概況 薬事関係】
https://www.mhlw.go.jp/toukei/saikin/hw/eisei_houkoku/17/dl/kekka5.pdf

【新医薬品の処方日数制限について（案）】
https://www.mhlw.go.jp/stf/shingi/2r9852000000uygm-att/2r9852000000uymx.pdf

《WHO HP》

【WHO ファクトシート 死亡原因トップ10】
https://www.japan-who.or.jp/act/factsheet/310.pdf

【WHO Report on Surveillance of Antibiotic Consumption 2016 - 2018 Early implementation】
https://www.who.int/medicines/areas/rational_use/oms-amr-amc-report-2016-2018/en/

《日本製薬工業協会HP》

【日米における医薬品の特許期間】（JPMA News Letter No.133〈2009/09〉）
http://www.jpma.or.jp/about/issue/gratis/newsletter/archive_until2014/pdf/2009_133_12.pdf

【国民医療費に占める薬剤費の推計】（JPMA News Letter No.152〈2012/11〉）
http://www.jpma.or.jp/about/issue/gratis/newsletter/archive_until2014/pdf/2012_152_11.pdf

【医薬品開発の期間と費用】（JPMA News Letter No.136〈2010/03〉）
http://www.jpma.or.jp/about/issue/gratis/newsletter/archive_until2014/pdf/2010_136_12.pdf

《内閣府HP》

【政策課題分析シリーズ13 調剤・薬剤費の費用構造や動向等に関する分析 －薬剤費と医薬品開発－】
https://www5.cao.go.jp/keizai3/2017/08seisakukadai13-0.pdf

《その他 専門サイト・企業サイト・ニュースサイトなど》

【厚労省が保険者別の一覧表を初公開 後発品使用割合、47医師国保全てが平均以下】(2019/4/1、江本哲朗、日経メディカル)
https://medical.nikkeibp.co.jp/leaf/mem/pub/hotnews/int/201904/560432.html

【なぜ医師はジェネリックを毛嫌いするのか】(2016/1/4、内海真希、日経メディカル)
https://medical.nikkeibp.co.jp/leaf/mem/pub/eye/201601/545241.html

【調剤報酬点数表(2018年4月)】(ENIF D-pro)
https://www.enif-net.tv/yakuzi/201803A.pdf

【後発品「85%以上」、入院、外来、調剤とも高評価　一般名処方も推進、加算が倍増】(2018/2/7、橋本佳子、m3.com)
https://www.m3.com/open/iryoIshin/article/584691/

【医薬品の特許について】(日本ジェネリック製薬協会)
https://www.jga.gr.jp/jgapedia/deals/_19347.html

【アダラートの歴史】(Adalat.jp)
https://adalat.jp/ja/home/products/history/

【ジェネリックには一流もあれば三流もある ほとんど効き目がない薬だってある】(2019/3/14、小澤啓司、PRESIDENT Online)
https://president.jp/articles/-/27826

【投与期間に上限が設けられている医薬品(平成14年4月1日より)】
http://www.amel-di.com/kyowa2/files/kikan/kikan_006406.pdf

【ジェネリック医薬品の新たなロードマップ】(国際医療福祉大学大学院教授 武藤正樹)
http://masaki.muto.net/lecture/201903151.pdf

【オーソライズド・ジェネリックの拡大 －後発薬市場の活性化は進むか?】(ニッセイ基礎研究所保険研究部主席研究員・ヘルスケアリサーチセンター兼任 篠原拓也)
https://www.nli-research.co.jp/report/detail/id=61569?site=nli

【ジェネリック薬で初のカルテル、「主犯」は誰か 課徴金137万円、小さな談合事件の大きな意味】(2019/6/9、大西富士男、東洋経済)
https://toyokeizai.net/articles/-/285620

【AGが製薬の業界再編をもたらしうるのではと思ったので調べてみた】(2017/7/15、田中大地、アジヘルのヘルスケアビジネス考察日記)
http://healthcareit.jp/?p=1208

参考文献(「一部ジェネリックの原薬へ発がん性物質混入」関連)

《厚生労働省HP》

【医薬品自主回収のお知らせ(クラスⅠ)】(平成30年7月6日)
https://www.mhlw.go.jp/stf/newpage_00086.html

【バルサルタン錠「AA」に係る製品回収及びN-ニトロソジメチルアミン摂取に伴うリスク評価に関する報告書】(平成30年8月25日)
https://www.mhlw.go.jp/content/11121000/000360269.pdf

【バルサルタン製剤における発がん物質の検出に対する対応について】(平成30年9月7日)
https://www.mhlw.go.jp/content/11121000/000360273.pdf

【あすか製薬株式会社が自主回収を行ったバルサルタン錠「AA」の原薬から新たに別の発がん性物質が検出された件について】(平成30年9月25日)
https://www.mhlw.go.jp/content/11121000/000360270.pdf

【医薬品自主回収のお知らせ　高血圧症治療薬】(平成31年2月8日)
https://www.mhlw.go.jp/content/11126000/000477807.pdf

《環境省HP》

【N-ニトロソジメチルアミン】
https://www.env.go.jp/chemi/report/h24-01/pdf/chpt1/1-2-2-09.pdf

《朝日新聞デジタル》

【バルサルタン錠に発がん性物質 あすか製薬が自主回収】(2018/7/6、野口陽)
https://www.asahi.com/articles/ASL765DC1L76ULFA025.html

《CNN.co.jp》

【中国製薬会社、心臓病の薬を全世界でリコール 原料に発がん物質】(2018/7/31)
https://www.cnn.co.jp/business/35123328.html

《日本医事新報社「Web医事新報」》

【N-ニトロソジメチルアミン混入 バルサルタン錠「AA」4製品を自主回収】(No.4916〈2018年07月14日発行〉P.16)
https://www.jmedj.co.jp/journal/paper/detail.php?id=10293

【医薬品の流通経路透明化を―バルサルタンへの発がん性物質混入を受け日医・長島常任理事】(No.4923〈2018年09月01日発行〉P.20)
https://www.jmedj.co.jp/journal/paper/detail.php?id=10550

【バルサルタン錠「AA」の発癌リスク説明資料を公表―あすか製薬】(No.4930〈2018年10月20日発行〉P.19)
https://www.jmedj.co.jp/journal/paper/detail.php?id=10878

〈著者プロフィール〉
志賀 貢（しが・みつぐ）
北海道生まれ。医学博士、作家。昭和大学医学部大学院博士課程修了。長らく同大学評議員、理事、監事などを歴任し、大学経営、教育に精通している。内科医として約55年にわたり診療を続け、僻地の病院経営に15年従事。また介護施設の運営にも携わり、医療制度に関して造詣が深い。その傍ら執筆活動を行い、数百冊の作品を上梓している。近著には、『臨終医のないしょ話』『孤独は男の勲章だ』『臨終の七不思議』（いずれも幻冬舎）等がある。また、作詞家としても活躍し、美空ひばり『美幌峠』『恋港』などを手がける。現在、北海道の屈斜路湖畔を望む美幌峠には歌碑が建つ。
白衣を身にまとって半世紀以上、医療と文筆の二足の草鞋で、今なお現役の内科医として日夜診療の現場に立っている。

医者はジェネリックを飲まない

2019年10月10日　第1刷発行

著　者　志賀 貢
発行人　見城 徹
編集人　福島広司

GENTOSHA

発行所　株式会社 幻冬舎
〒151-0051　東京都渋谷区千駄ヶ谷4-9-7

電話　03(5411)6211(編集)
03(5411)6222(営業)
振替　00120-8-767643
印刷・製本所　中央精版印刷株式会社

検印廃止

ISBN978-4-344-03518-8　C0095
幻冬舎ホームページアドレス　https://www.gentosha.co.jp/

この本に関するご意見・ご感想をメールでお寄せいただく場合は、
comment@gentosha.co.jpまで。